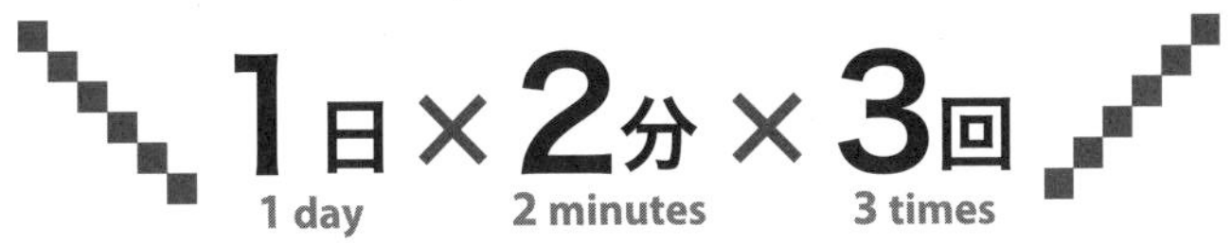

おとなも adults　こどもも children　1ヶ月集中 1 month concentration

100マス計算ドリル

100-Squares calculation

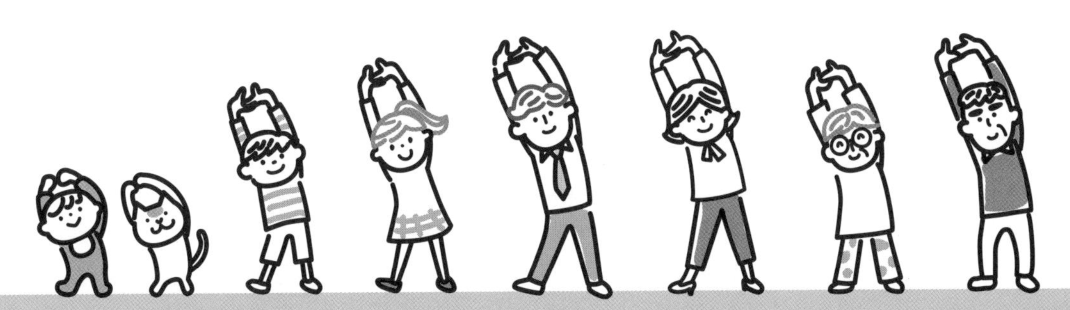

フォーラム・A

プロローグ
Prologue

100マス計算でつける"見える学力"

「100マス計算」は兵庫県の小学校教師で、学力の基礎をきたえどの子も伸ばす研究会で代表委員を務めた岸本裕史氏が、60年以上前に教室の子どもたちと作り上げました。

このメソッドの良さは「シンプルで、どの子も伸びること」、「数分で、100問計算できること」、「タイム測定で、過去の自分を超えられること」が挙げられます。

計算力と計算スピードのアップという結果が"見える学力"となり、自分に自信がもてます。周りの評価にもつながることで、自然と生活環境も整っていきます。1か月間集中して毎日取り組むことで、だれでも伸びていくことが実証されている学習メソッドです。

"見える学力"を支える"見えない学力"

「100マス計算」の効用には、さらに「集中力」「粘着力（根気や継続力など）」「脳力」のアップなどがあります。

これらは、"見える学力"の土台となる"見えない学力"と呼ぶべきものです。

これらの土台がないと、学力テストなどでも結果が思うように出ず、「集中力」がないと読書も続かない、「粘着力」がないと成果を出す前に諦めてしまうかもしれません。

また、簡単な計算と、そのスピードアップに取り組むことが、脳の活性化につながることが東北大学の川島隆太教授らの研究によって実証されています。

学校現場と研究現場の両面から100マス計算は確かな効果が認められているのです。

「おとな」の仕事の成果にもつながる

「100マス計算」は基礎計算のできる中学生以降の「おとな」にも高い効果を上げます。

朝学習や仕事前、昼休み後などのスタートを切る際の脳の活性化に最適です。また、在宅での授業・仕事に集中するまでの時間を効果的に短縮することができます。

こうして得た集中力は創造性を発揮する土台となり、その土台の上で粘り強く考え抜くことで新しい発想が見えてくるはずです。

脳の活性化を目的としたご高齢の方にとっても、基礎計算のみなのでつまずきにくく、満足感を持って毎日続けられます。

これらのことから、本書の対象年齢は幅広く「8歳～世界最高齢」としています。

ハウスルール
House rules

基本のルール

① 毎日３枚の 100 マス計算をし、タイムを測る。
（たし算・ひき算・かけ算を１枚ずつ、同じ“〇日目”の問題をします）
② 点数やタイムをもくじの表に記入し、昨日の自分とくらべる。
③ 取り組んだページ番号が奇数のときに、右上を切り取る（もしくは、折り込む）。
（次の日に、ページがめくりやすくなります）

年齢別で意識すること

8～12歳

『まずは、計算を正確に！
スピードは、その次！』

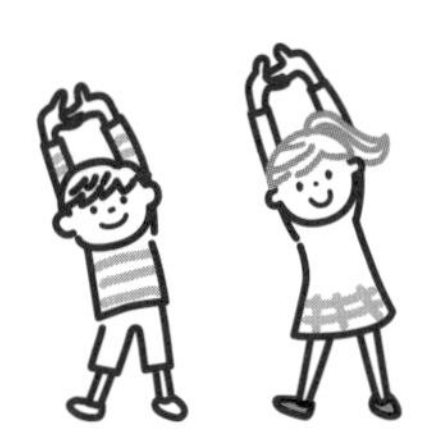

13～64歳

『計算力は、大前提に！
達人級のスピードを！』

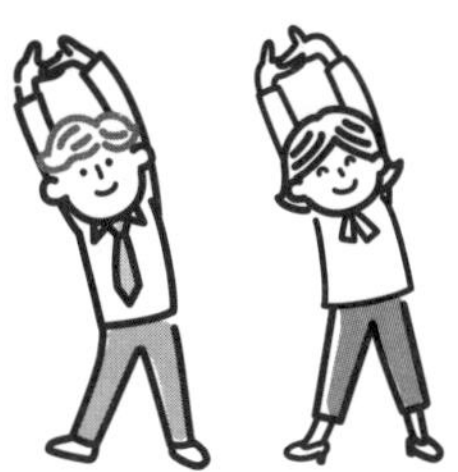

65歳以上

『楽しむことが、大事！
毎日脳をアクティブに！』

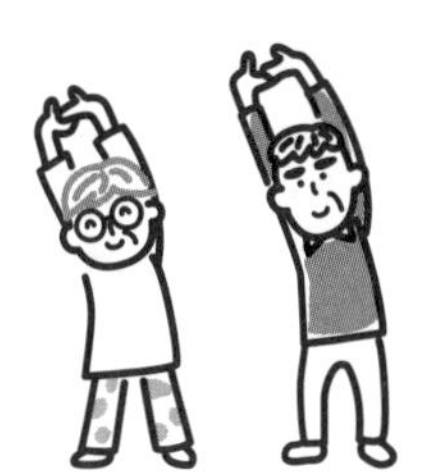

注意する７つのこと

① 100 マス計算をする意義の確認を！　（計算力に留まらない効果があること）
② まずは、正確な計算を！　（初めは、ゆっくりスピードからすること）
③ まずは、毎日続けて習慣化を！　（１日３枚が無理な場合は、１枚でも続けること）
④ タイムは、過去の自分との競争を！　（他者ではなく、過去の自分とくらべること）
⑤ 毎日、自分をほめる言葉を！　（周りの人とのほめ合いもおススメ）
⑥ 答え合わせは、必ずその場で！　（計算が早いだけは NG、間違いをなくすこと）
⑦ 本書を達成したら、一区切り！　（一度区切ることで効果を実感すること）
※本書が終わった後は、集中したい直前などに、１枚取り組むようにしましょう。

もくじ
Table of contents

もくじの使い方と目標タイムについて

もくじの表には、その日のスコアとタイムを記録し、過去の自分と競争しましょう。

初めから達人級の早さは目指さず、最初の問題は自分のペースで取り組んで自分の力を知り、そこから１秒でも記録を超えることを目標に、毎日取り組みましょう。

	８歳	９歳	10歳以上
目標タイム	５分	４分	３分
達人タイム	３分	２分	1分30秒

また、100マス計算は同じ問題をすることでも力がついていきます。タイトル番号が同じ問題は、あえて同じ数を入れています。

頁 Page	日 Day	スコア Score	タイム Time minute	タイム Time second
18	1	／50	分	秒
19	1	／50	分	秒
20	2	／80	分	秒
21	2	／80	分	秒
22	3	／100	分	秒
23	4	／100	分	秒
24	5	／100	分	秒
25	6	／100	分	秒
26	7	／100	分	秒
27	8	／100	分	秒
48	L	／100	分	秒

頁 Page	日 Day	スコア Score	タイム Time minute	タイム Time second
28	9	／100	分	秒
29	10	／100	分	秒
30	11	／100	分	秒
31	12	／100	分	秒
32	13	／100	分	秒
33	14	／100	分	秒
34	15			
35	16			
36	17	／100	分	秒
37	18	／100	分	秒

頁 Page	日 Day	スコア Score	タイム Time minute	タイム Time second
38	19	／100	分	秒
39	20	／100	分	秒
40	21	／100	分	秒
41	22	／100	分	秒
42	23	／100	分	秒
43	24	／100	分	秒
44	25	／100	分	秒
45	26	／100	分	秒
46	27	／100	分	秒
47	28	／100	分	秒

50	1	/50	分　秒	60	9	/100	分　秒	70	19	/100	分　秒
51	1	/50	分　秒	61	10	/100	分　秒	71	20	/100	分　秒
52	2	/80	分　秒	62	11	/100	分　秒	72	21	/100	分　秒
53	2	/80	分　秒	63	12	/100	分　秒	73	22	/100	分　秒
54	3	/100	分　秒	64	13	/100	分　秒	74	23	/100	分　秒
55	4	/100	分　秒	65	14	/100	分　秒	75	24	/100	分　秒
56	5	/100	分　秒	66	15			76	25	/100	分　秒
57	6	/100	分　秒	67	16			77	26	/100	分　秒
58	7	/100	分　秒	68	17	/100	分　秒	78	27	/100	分　秒
59	8	/100	分　秒	69	18	/100	分　秒	79	28	/100	分　秒
80	L	/100	分　秒								

82	1	/50	分　秒	92	9	/100	分　秒	102	19	/100	分　秒
83	1	/50	分　秒	93	10	/100	分　秒	103	20	/100	分　秒
84	2	/80	分　秒	94	11	/100	分　秒	104	21	/100	分　秒
85	2	/80	分　秒	95	12	/100	分　秒	105	22	/100	分　秒
86	3	/100	分　秒	96	13	/100	分　秒	106	23	/100	分　秒
87	4	/100	分　秒	97	14	/100	分　秒	107	24	/100	分　秒
88	5	/100	分　秒	98	15			108	25	/100	分　秒
89	6	/100	分　秒	99	16			109	26	/100	分　秒
90	7	/100	分　秒	100	17	/100	分　秒	110	27	/100	分　秒
91	8	/100	分　秒	101	18	/100	分　秒	111	28	/100	分　秒
112	L	/100	分　秒								

使い方 Tutorial

100マスたし算
100-Squares addition

+	3	5	7	0	4	8	1	9	6	2	+
8											8
5											5
1											1
7											7
9											9
4											4
2											2
6											6
0											0
3											3

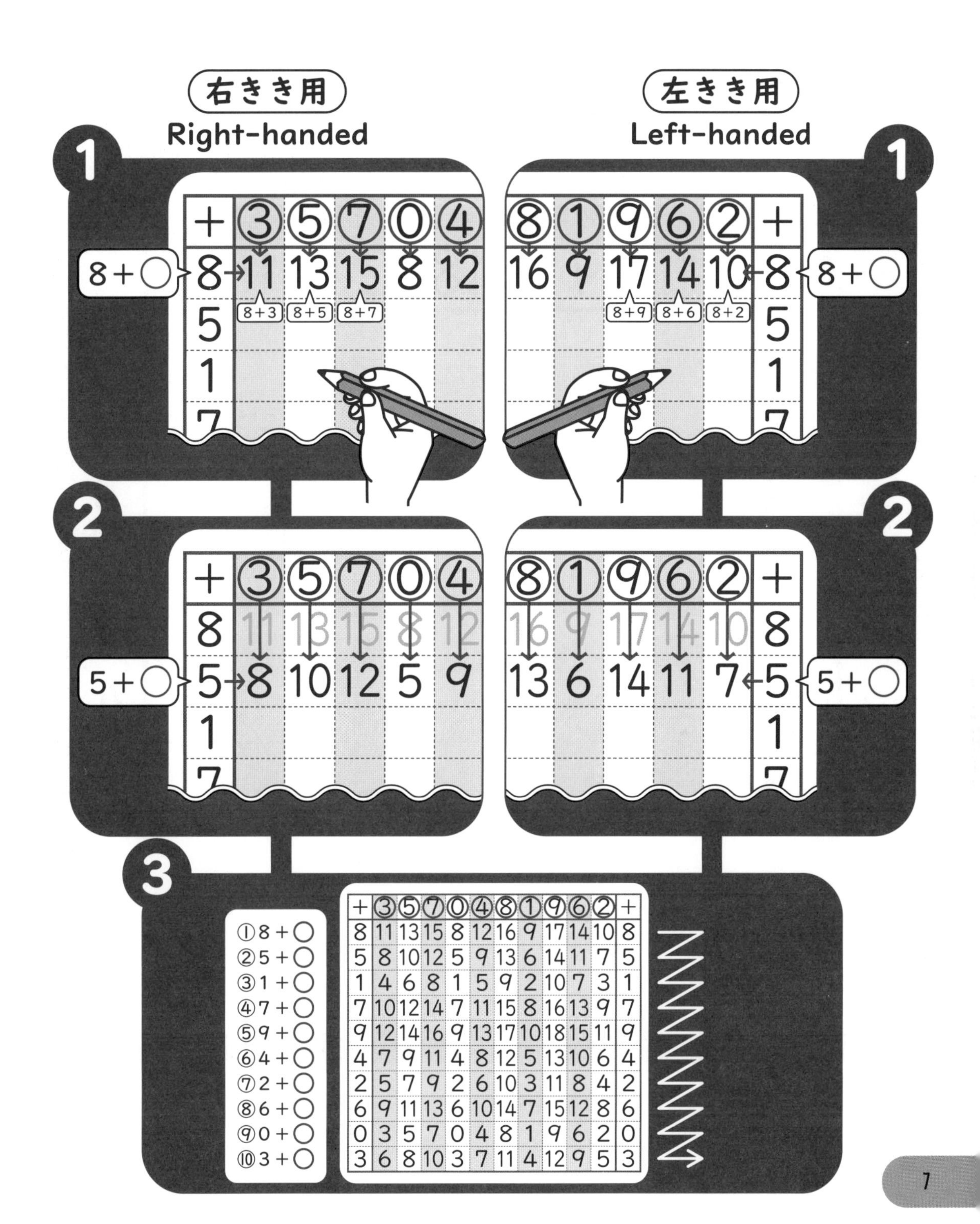

＋	③	⑤	⑦	⓪	④	⑧	①	⑨	⑥	②	＋
8	11	13	15	8	12	16	9	17	14	10	8
5	8	10	12	5	9	13	6	14	11	7	5
1	4	6	8	1	5	9	2	10	7	3	1
7	10	12	14	7	11	15	8	16	13	9	7
9	12	14	16	9	13	17	10	18	15	11	9
4	7	9	11	4	8	12	5	13	10	6	4
2	5	7	9	2	6	10	3	11	8	4	2
6	9	11	13	6	10	14	7	15	12	8	6
0	3	5	7	0	4	8	1	9	6	2	0
3	6	8	10	3	7	11	4	12	9	5	3

使い方 Tutorial　100マスひき算
100-Squares subtraction

−	13	16	10	19	14	18	12	17	15	11	−
5											5
8											8
3											3
9											9
1											1
4											4
6											6
2											2
0											0
7											7

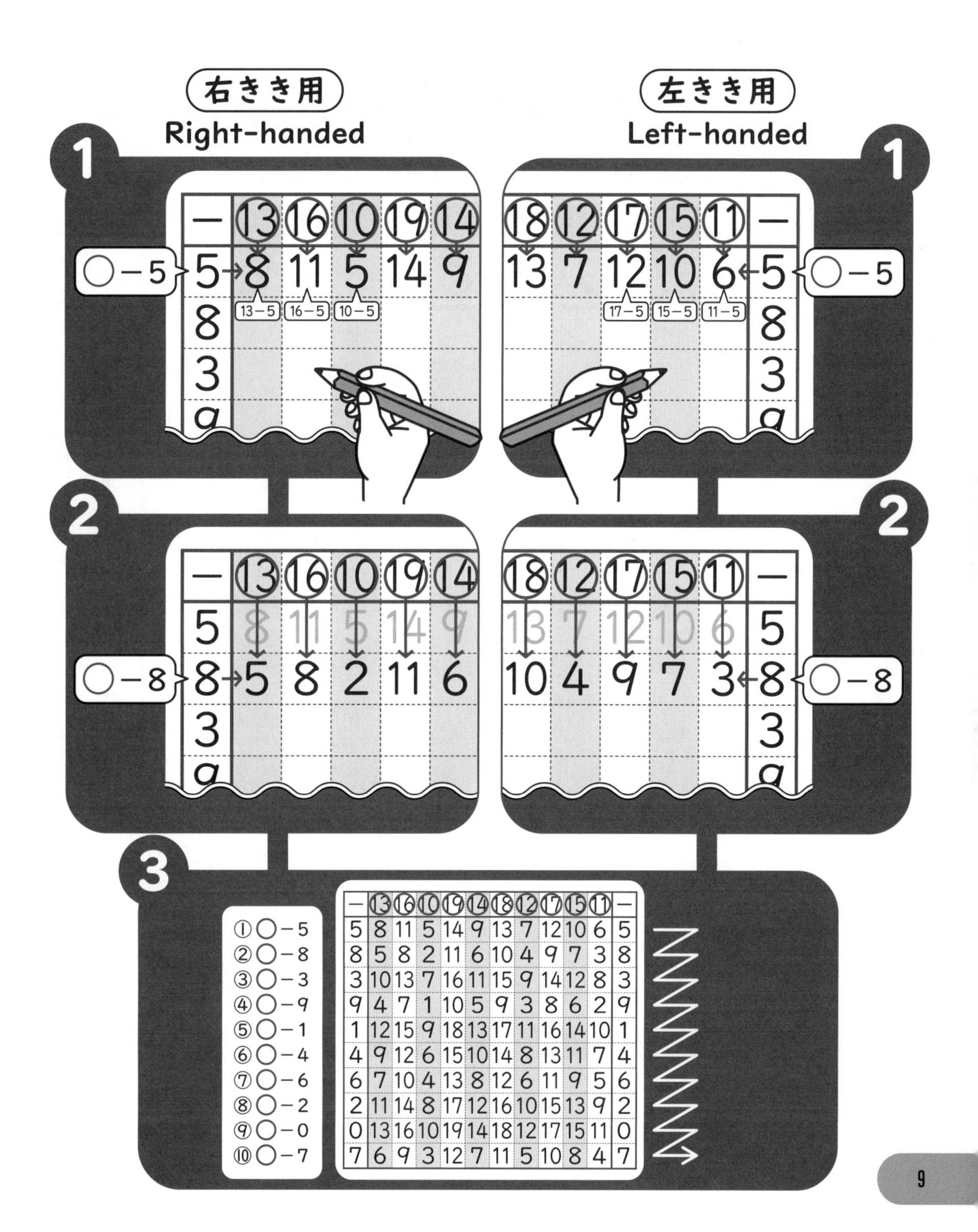

−	⑬	⑯	⑩	⑲	⑭	⑱	⑫	⑰	⑮	⑪	−
5	8	11	5	14	9	13	7	12	10	6	5
8	5	8	2	11	6	10	4	9	7	3	8
3	10	13	7	16	11	15	9	14	12	8	3
9	4	7	1	10	5	9	3	8	6	2	9
1	12	15	9	18	13	17	11	16	14	10	1
4	9	12	6	15	10	14	8	13	11	7	4
6	7	10	4	13	8	12	6	11	9	5	6
2	11	14	8	17	12	16	10	15	13	9	2
0	13	16	10	19	14	18	12	17	15	11	0
7	6	9	3	12	7	11	5	10	8	4	7

使い方 Tutorial

100マスかけ算
100-Squares multiplication

×	3	5	7	0	4	8	1	9	6	2	×
8											8
5											5
1											1
7											7
9											9
4											4
2											2
6											6
0											0
3											3

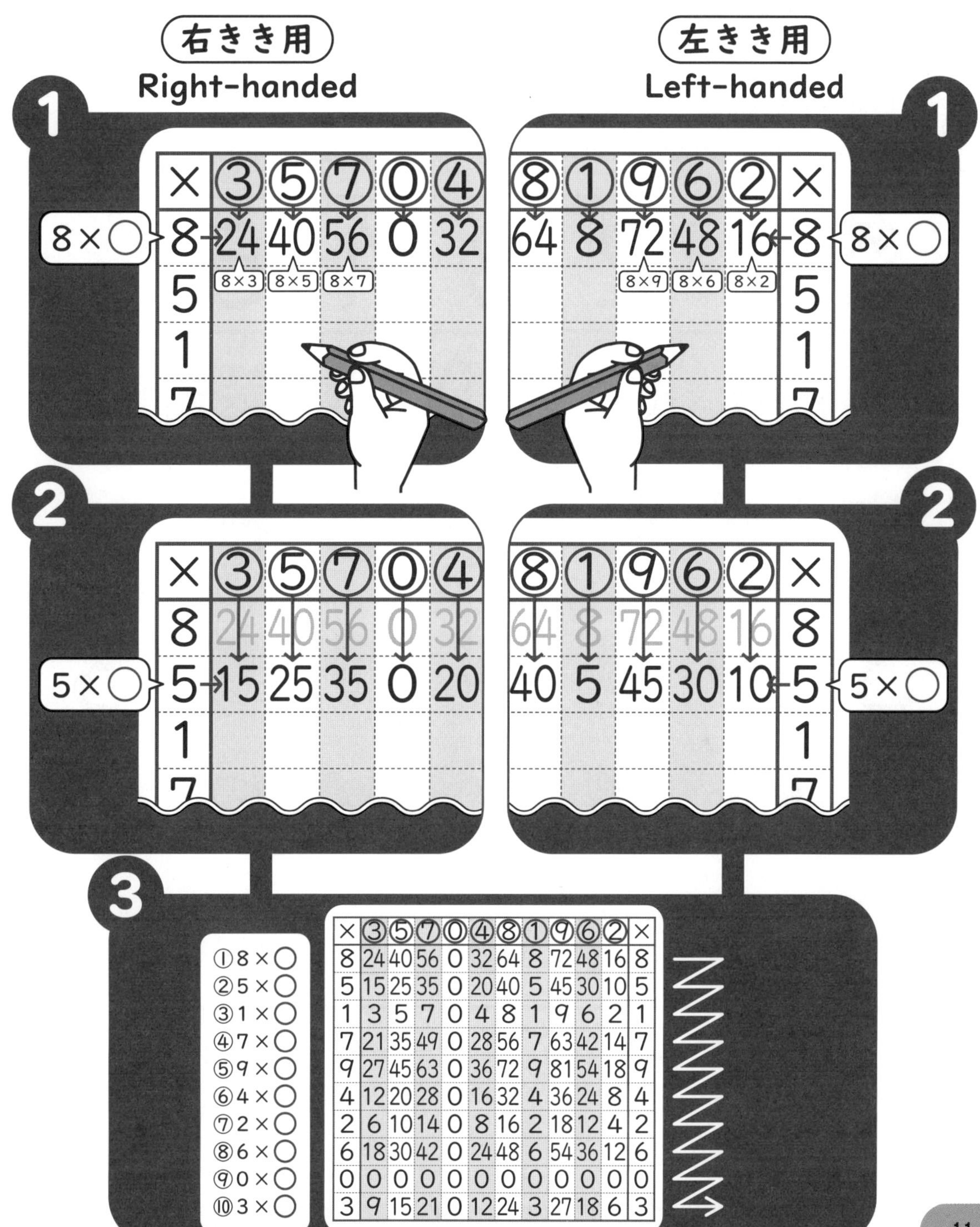

×	③	⑤	⑦	⓪	④	⑧	①	⑨	⑥	②	×
8	24	40	56	0	32	64	8	72	48	16	8
5	15	25	35	0	20	40	5	45	30	10	5
1	3	5	7	0	4	8	1	9	6	2	1
7	21	35	49	0	28	56	7	63	42	14	7
9	27	45	63	0	36	72	9	81	54	18	9
4	12	20	28	0	16	32	4	36	24	8	4
2	6	10	14	0	8	16	2	18	12	4	2
6	18	30	42	0	24	48	6	54	36	12	6
0	0	0	0	0	0	0	0	0	0	0	0
3	9	15	21	0	12	24	3	27	18	6	3

0日目 Day 0

25マスアニマル ①

25-Squares animals

↓ ⇔	1	2	3	4	5	⇔ ↓
1	きりん	ぶた	くま	さる	ぞう	1
2						2
3						3
4						4
5						5

① ↓1・⇔3（くま）

② ↓2・⇔4（　　）

③ ↓3・⇔5（　　）

④ ↓4・⇔4（　　）

⑤ ↓5・⇔3（　　）

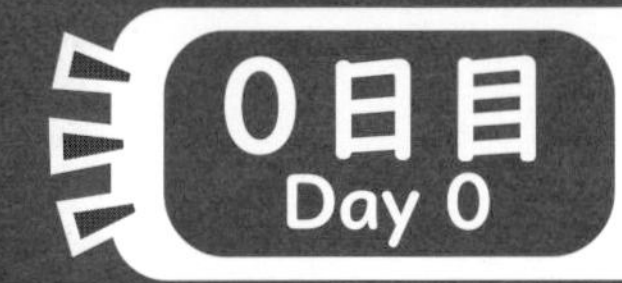

25マス アニマル ②
25-Squares animals

↓ ⟷	3	1	5	2	4	⟷ ↓
2	きりん	ぶた	くま	さる	ぞう	2
5						5
1						1
4						4
3						3

① ↓2・⟷3（　　　）
② ↓5・⟷2（　　　）
③ ↓1・⟷1（　　　）
④ ↓4・⟷2（　　　）
⑤ ↓3・⟷4（　　　）

0日目 Day 0 25マス図形 ①
25-Squares shapes

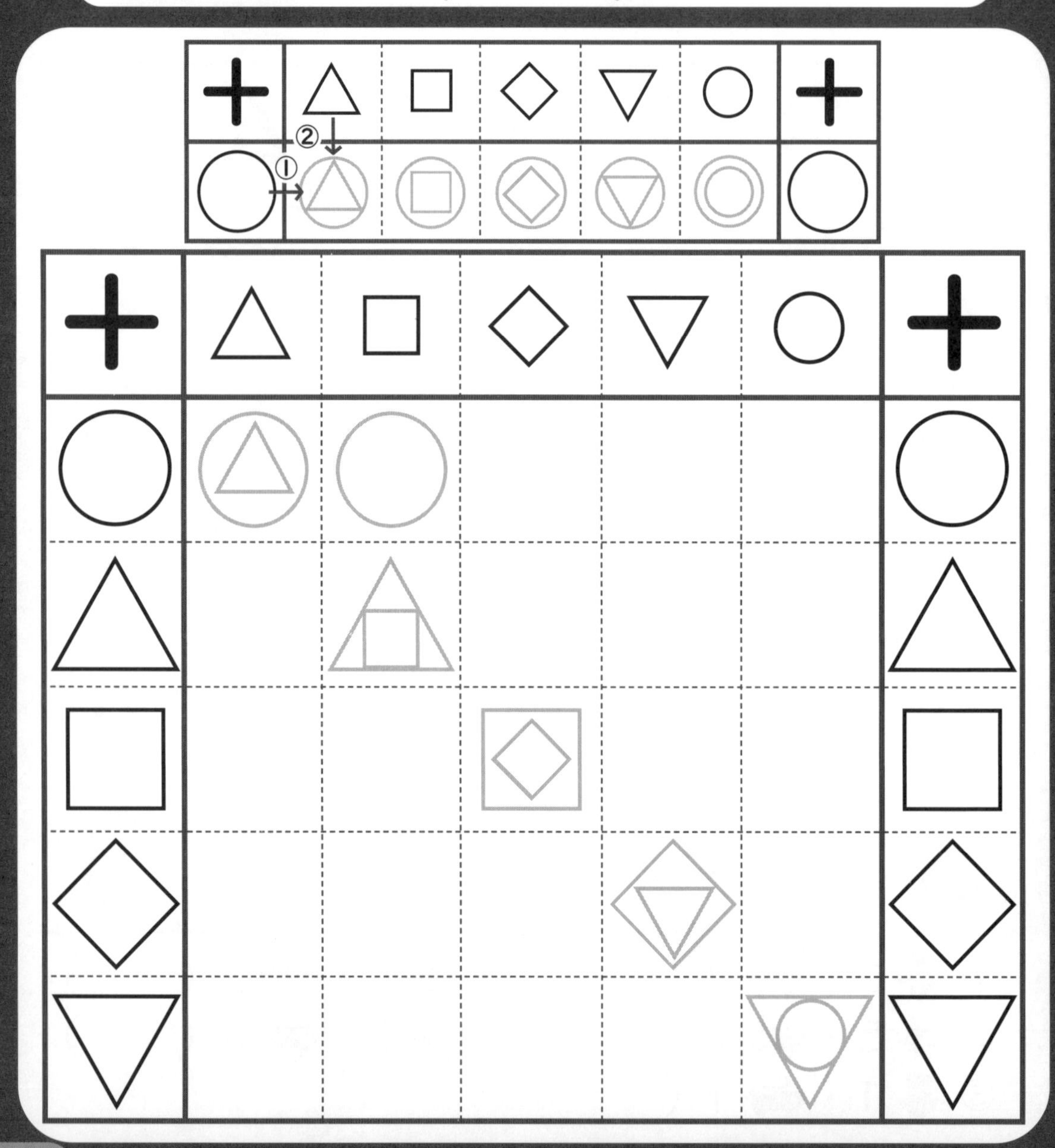

0日目 Day 0

25マス図形 ②

25-Squares shapes

＋	○	△	□	◇	▽	＋
□						□
◇						◇
▽						▽
○						○
△						△

コラム
Column

計算をスムーズにするための考え方

◎ **たし算はくり上がりに注意！**

たし算で10以上の数にくり上がるとき、10のかたまりが作れるように、どちらかの数を分解して考えましょう。（例①・②）

例①

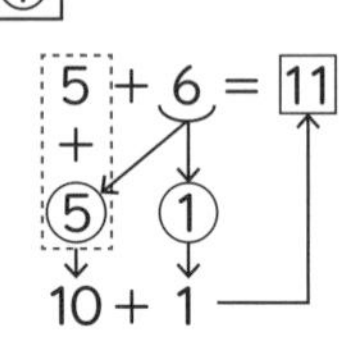

例②

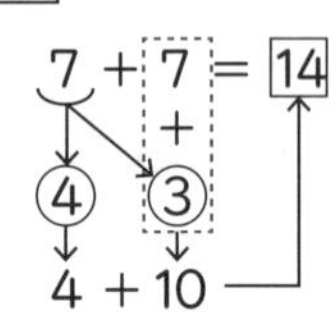

◎ **ひき算はくり下がりと10の補数に注意！**

ひき算で10以下の数にくり下がるとき、ひかれる数の中にある10から“ひく数”をひき、出た答えと残りの数をたして考えると答えが出ます。（例③）

そう考えると、ひく数の10の補数（ひく数にたすと10になる数）とひかれる数の一の位の数をたすと答えが出ます。（例④）

例③

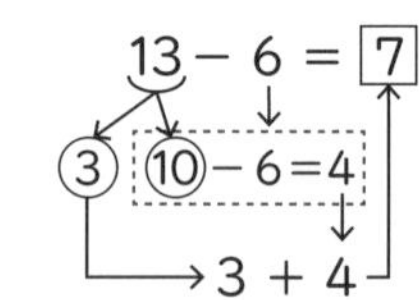

例④

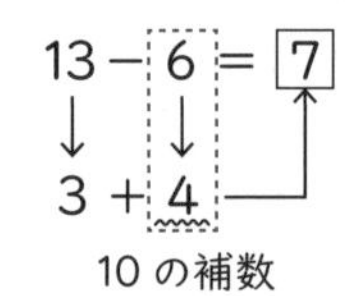

◎ **かけ算は九九がすべて！**

一にも二にも“九九”の復習をして、まずはスラスラと九九を唱えられるようにします。7の段以降など、苦手な段があれば、それぞれの段の唱え方ができるようになりましょう。

「100マス計算」が早い人の2つの特徴

◎ **答えがパッと頭の中に浮かんでいる！**

100マス計算をくり返すことで、基礎計算が体に染み込んでおり、数を見ただけで、その答えが頭の中に浮かぶような状態になってくるのです。

◎ **マスの横の数を見るのは、その列の最初の計算のときだけ！**

100マス計算で、毎回マスの横と上の数を交互に見ていると、どうしても視点移動に時間がかかります。それでは、なかなか達人タイムが出しづらいものです。早い人はマスの横の数は最初だけ見て覚え、後は上の数と書くマスだけ見て一列ずつ計算しています。

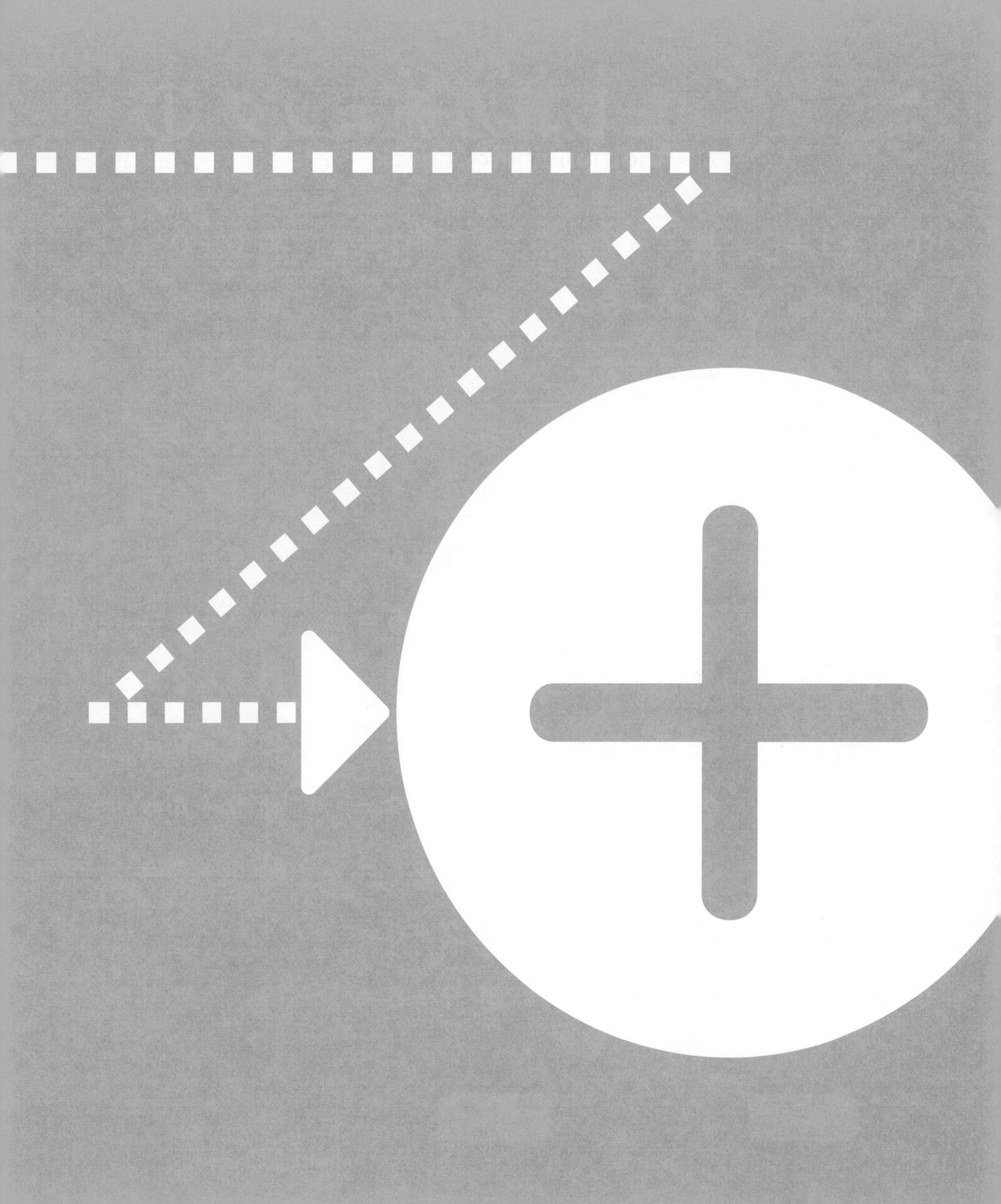

1日目 Day 1 たし算力チェック ①
Addition ability check

① 1 + 1 =
② 2 + 5 =
③ 3 + 6 =
④ 4 + 2 =
⑤ 5 + 3 =
⑥ 6 + 0 =
⑦ 7 + 1 =
⑧ 8 + 2 =
⑨ 9 + 1 =
⑩ 0 + 9 =
⑪ 6 + 9 =
⑫ 3 + 4 =
⑬ 8 + 7 =
⑭ 4 + 7 =
⑮ 0 + 5 =
⑯ 2 + 2 =
⑰ 6 + 7 =
⑱ 1 + 4 =
⑲ 7 + 6 =
⑳ 3 + 8 =
㉑ 9 + 4 =
㉒ 5 + 8 =
㉓ 0 + 2 =
㉔ 8 + 9 =
㉕ 4 + 0 =
㉖ 7 + 8 =
㉗ 5 + 1 =
㉘ 2 + 7 =
㉙ 7 + 3 =
㉚ 0 + 7 =
㉛ 3 + 1 =
㉜ 9 + 6 =
㉝ 6 + 5 =
㉞ 8 + 0 =
㉟ 1 + 8 =
㊱ 4 + 9 =
㊲ 5 + 6 =
㊳ 2 + 0 =
㊴ 9 + 8 =
㊵ 0 + 0 =
㊶ 3 + 3 =
㊷ 5 + 4 =
㊸ 8 + 2 =
㊹ 1 + 6 =
㊺ 9 + 3 =
㊻ 4 + 5 =
㊼ 6 + 2 =
㊽ 2 + 9 =
㊾ 7 + 4 =
㊿ 1 + 3 =

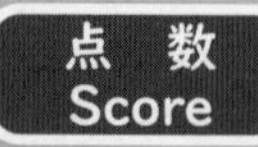

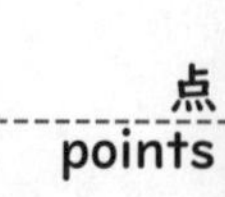

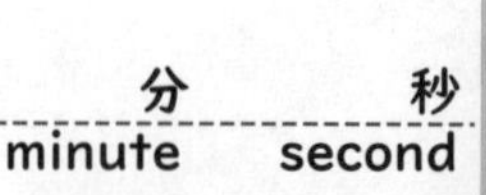

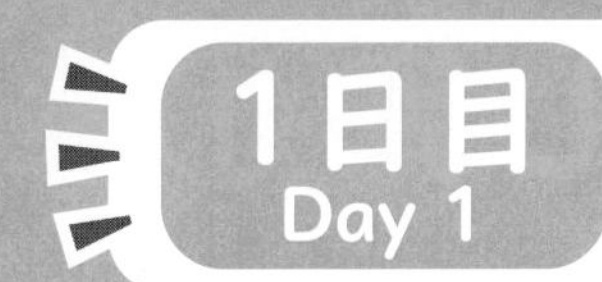

たし算力チェック②
Addition ability check

① 1 + 9 =	⑭ 4 + 8 =	㉗ 5 + 9 =	㊵ 0 + 3 =
② 2 + 6 =	⑮ 0 + 6 =	㉘ 2 + 8 =	㊶ 3 + 0 =
③ 3 + 5 =	⑯ 2 + 4 =	㉙ 7 + 0 =	㊷ 5 + 2 =
④ 4 + 4 =	⑰ 6 + 8 =	㉚ 0 + 8 =	㊸ 8 + 4 =
⑤ 5 + 6 =	⑱ 1 + 2 =	㉛ 3 + 9 =	㊹ 1 + 5 =
⑥ 6 + 3 =	⑲ 7 + 5 =	㉜ 9 + 5 =	㊺ 9 + 0 =
⑦ 7 + 9 =	⑳ 3 + 7 =	㉝ 6 + 6 =	㊻ 4 + 6 =
⑧ 8 + 4 =	㉑ 9 + 2 =	㉞ 8 + 3 =	㊼ 6 + 4 =
⑨ 9 + 9 =	㉒ 5 + 7 =	㉟ 1 + 7 =	㊽ 2 + 1 =
⑩ 0 + 1 =	㉓ 0 + 4 =	㊱ 4 + 1 =	㊾ 7 + 2 =
⑪ 6 + 1 =	㉔ 8 + 1 =	㊲ 5 + 5 =	㊿ 1 + 0 =
⑫ 3 + 2 =	㉕ 4 + 3 =	㊳ 2 + 3 =	
⑬ 8 + 8 =	㉖ 7 + 7 =	㊴ 9 + 7 =	

点数 Score ______ 点 points

タイム Time ______ 分 minute ______ 秒 second

2日目 Day 2 プレ・マスたし算 ①
Pre-Squares addition

+	2	5	8	3	7	1	9	4	0	6	+
3											3
5											5
6											6

+	2	5	8	3	7	1	9	4	0	6	+
7											7
1											1
4											4
2											2
8											8

点数 Score

点 points

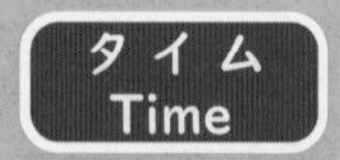

分 minute 秒 second

2日目 Day 2

プレ・マスたし算 ②
Pre-Squares addition

+	5	2	6	4	9	0	7	3	8	1	+
2											2
8											8
5											5

+	5	2	6	4	9	0	7	3	8	1	+
9											9
4											4
7											7
3											3
6											6

点数 Score

点 points

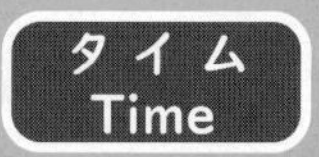

分 minute 秒 second

3日目 Day 3 100マスたし算 ①
100-Squares addition

+	3	5	7	0	4	8	1	9	6	2	+
8											8
5											5
1											1
7											7
9											9
4											4
2											2
6											6
0											0
3											3

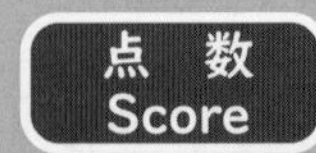

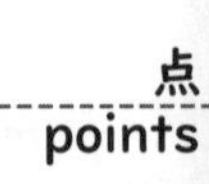

点
points

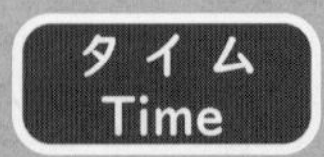

分 minute 秒 second

4日目 Day 4

100マスたし算 ②
100-Squares addition

+	4	7	6	1	9	2	8	0	3	5	+
5											5
0											0
3											3
7											7
4											4
2											2
8											8
6											6
1											1
9											9

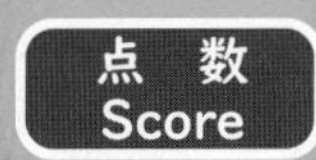

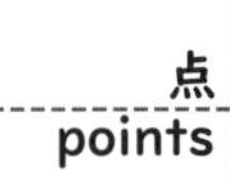

点
points

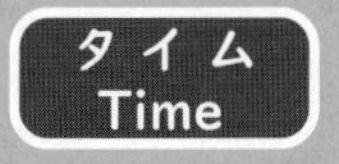

分 秒
minute second

5日目 Day 5　100マスたし算 ③
100-Squares addition

+	5	1	6	3	7	4	9	2	0	8	+
3											3
9											9
2											2
7											7
5											5
0											0
6											6
4											4
8											8
1											1

点数 Score

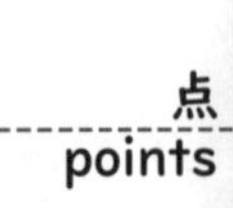

点 points

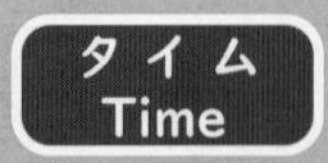

タイム Time

分 minute　秒 second

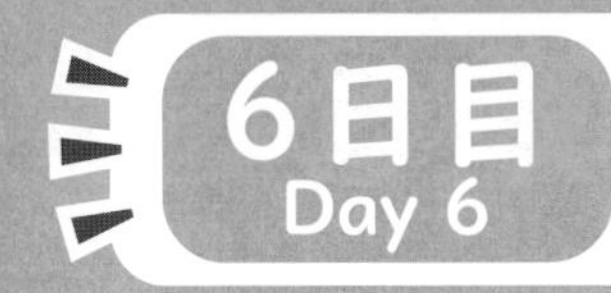

100マスたし算 ④
100-Squares addition

+	6	2	9	0	3	8	4	1	5	7	+
6											6
0											0
7											7
1											1
2											2
9											9
4											4
5											5
3											3
8											8

点数
Score

点
points

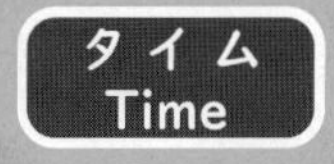

分 minute　秒 second

7日目 Day 7

100マスたし算 ⑤
100-Squares addition

+	7	3	4	8	1	2	6	9	0	5	+
4											4
7											7
5											5
1											1
8											8
3											3
0											0
6											6
9											9
2											2

点数 Score

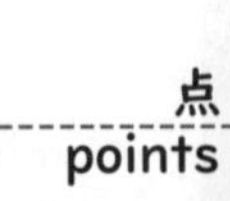

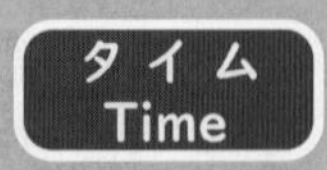

分 minute 秒 second

8日目 Day 8

100マスたし算 ⑥
100-Squares addition

+	8	0	3	6	5	2	9	4	1	7	+
7											7
3											3
8											8
4											4
2											2
9											9
0											0
1											1
5											5
6											6

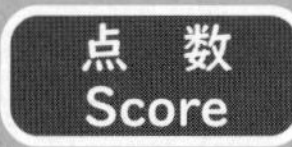

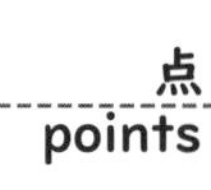

点
points

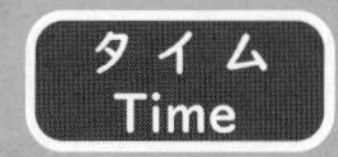

分 minute　秒 second

9日目 Day 9

100マスたし算 ①

100-Squares addition

+	3	5	7	0	4	8	1	9	6	2	+
8											8
5											5
1											1
7											7
9											9
4											4
2											2
6											6
0											0
3											3

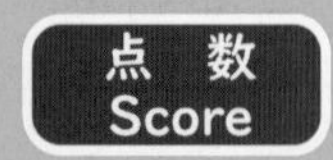

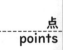

点
points

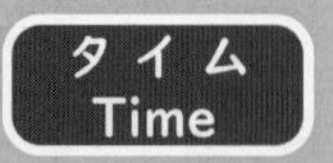

分 秒
minute second

10日目 Day 10

100マスたし算 ②

100-Squares addition

+	4	7	6	1	9	2	8	0	3	5	+
5											5
0											0
3											3
7											7
4											4
2											2
8											8
6											6
1											1
9											9

点数 Score

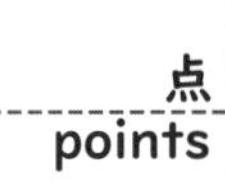

点 points

タイム Time

分 minute 秒 second

11日目 Day 11 100マスたし算 ③
100-Squares addition

+	5	1	6	3	7	4	9	2	0	8	+
3											3
9											9
2											2
7											7
5											5
0											0
6											6
4											4
8											8
1											1

点数 Score

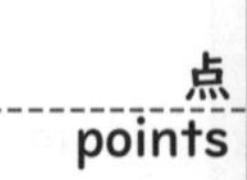

点 points

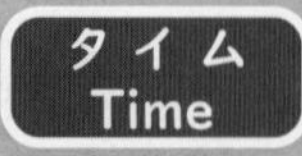

タイム Time

分 minute 秒 second

12日目 Day 12

100マスたし算 ④
100-Squares addition

+	6	2	9	0	3	8	4	1	5	7	+
6											6
0											0
7											7
1											1
2											2
9											9
4											4
5											5
3											3
8											8

点数 Score

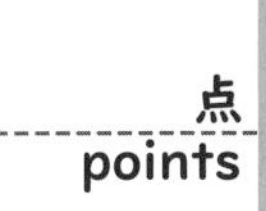

点 points

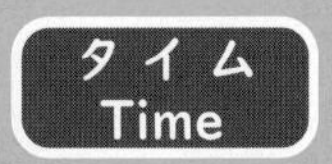

タイム Time

分 minute 秒 second

13日目 Day 13 100マスたし算 ⑤
100-Squares addition

＋	7	3	4	8	1	2	6	9	0	5	＋
4											4
7											7
5											5
1											1
8											8
3											3
0											0
6											6
9											9
2											2

点数 Score

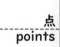

点 points

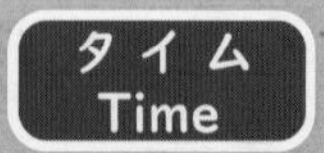

タイム Time

分 minute 秒 second

14日目 Day 14　100マスたし算 ⑥
100-Squares addition

+	8	0	3	6	5	2	9	4	1	7	+
7											7
3											3
8											8
4											4
2											2
9											9
0											0
1											1
5											5
6											6

点数 Score

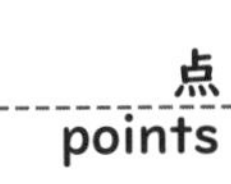

点 points

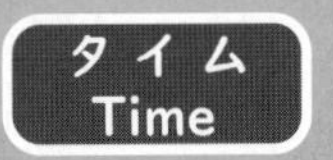

タイム Time

分 minute　秒 second

15日目 Day 15 絵になる100マス ①
100-Squares to be a picture

+	2	9	0	3	8	4	6	1	7	5	+
6											6
1											1
7											7
4											4
5											5
2											2
8											8
3											3
0											0
9											9

Paint the answer squares

答えのマスに色をぬりましょう

2	9	0	3	8	4	6	1	7	5
9 7 10 2 / 6 4 5	10 18 / 9	6 9 / 4	9 6 / 7	14 11 / 10	10 7 / 8 13	12 14 / 10 15	7 1 / 2 10	8 11 9 10 / 14 12 15 7	12 10 13 5 / 9 7 8 14

16日目 Day 16

絵になる100マス ②

100-Squares to be a picture

+	9	3	5	0	8	2	6	1	7	4	+
1											1
9											9
4											4
3											3
8											8
0											0
7											7
5											5
2											2
6											6

Paint the answer squares

12 | 17	4 3 | 7	6 13 | 9 12	9 3 0 | 4 8 7	12 16 15 10 | 11 8 13 14	6 10 9 4 | 5 2 7 8	15 9 6 | 10 14 13	2 9 | 5 8	8 7 | 11	7 | 12

答えのマスに色をぬりましょう

17日目 Day 17

100マスたし算 ①
100-Squares addition

+	3	5	7	0	4	8	1	9	6	2	+
8											8
5											5
1											1
7											7
9											9
4											4
2											2
6											6
0											0
3											3

点数 Score

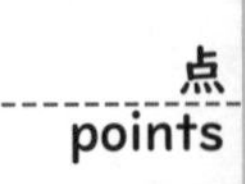

点 points

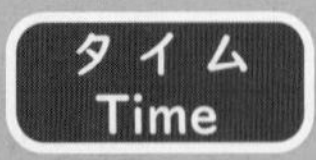

タイム Time

分 minute　秒 second

18日目 Day 18

100マスたし算 ②
100-Squares addition

+	4	7	6	1	9	2	8	0	3	5	+
5											5
0											0
3											3
7											7
4											4
2											2
8											8
6											6
1											1
9											9

点数 Score

点 points

分 minute 秒 second

19日目 Day 19 100マスたし算 ③

100-Squares addition

+	5	1	6	3	7	4	9	2	0	8	+
3											3
9											9
2											2
7											7
5											5
0											0
6											6
4											4
8											8
1											1

点数 Score

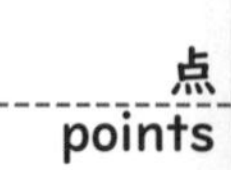

点 points

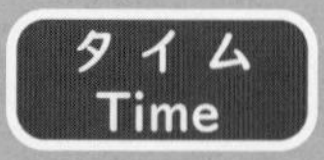

タイム Time

分 minute 秒 second

20日目 Day 20 100マスたし算 ④

100-Squares addition

+	6	2	9	0	3	8	4	1	5	7	+
6											6
0											0
7											7
1											1
2											2
9											9
4											4
5											5
3											3
8											8

点数 Score

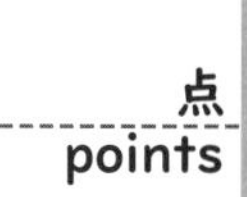

点 points

タイム Time

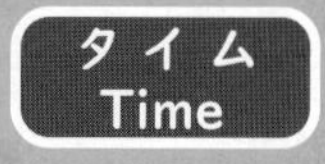

分 minute 秒 second

21日目 Day 21 100マスたし算 ⑤
100-Squares addition

+	7	3	4	8	1	2	6	9	0	5	+
4											4
7											7
5											5
1											1
8											8
3											3
0											0
6											6
9											9
2											2

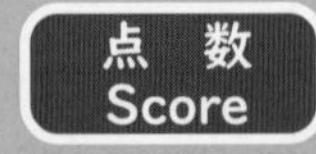

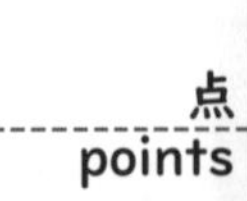

点
points

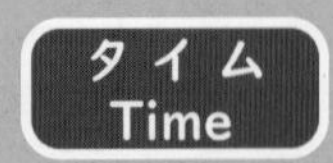

分 秒
minute second

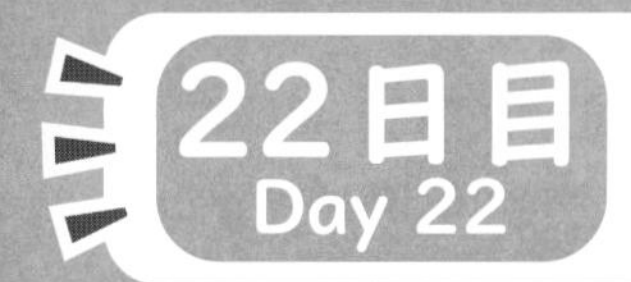

100マスたし算 ⑥
100-Squares addition

+	8	0	3	6	5	2	9	4	1	7	+
7											7
3											3
8											8
4											4
2											2
9											9
0											0
1											1
5											5
6											6

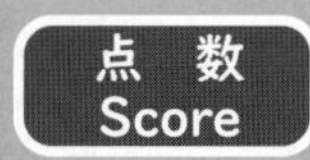

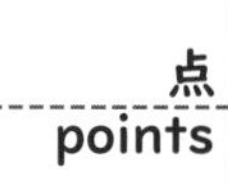

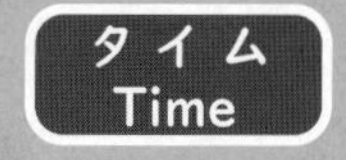

分 minute 秒 second

23日目 Day 23 100マスたし算 ①

100-Squares addition

+	3	5	7	0	4	8	1	9	6	2	+
8											8
5											5
1											1
7											7
9											9
4											4
2											2
6											6
0											0
3											3

点数 Score

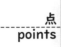

点 points

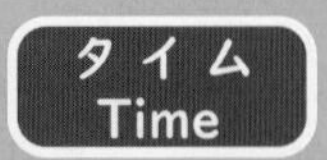

タイム Time

分 minute 秒 second

24日目
Day 24

100マスたし算 ②
100-Squares addition

+	4	7	6	1	9	2	8	0	3	5	+
5											5
0											0
3											3
7											7
4											4
2											2
8											8
6											6
1											1
9											9

点数 Score

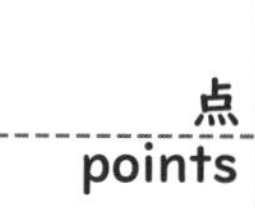

点 points

タイム Time

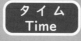

分 minute 秒 second

25日目 Day 25

100マスたし算 ③
100-Squares addition

+	5	1	6	3	7	4	9	2	0	8	+
3											3
9											9
2											2
7											7
5											5
0											0
6											6
4											4
8											8
1											1

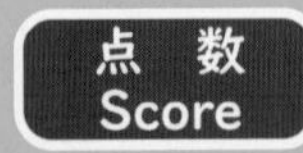

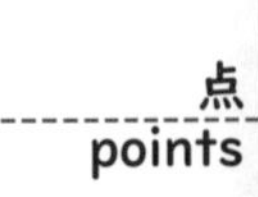

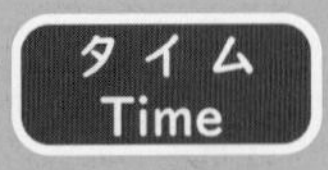

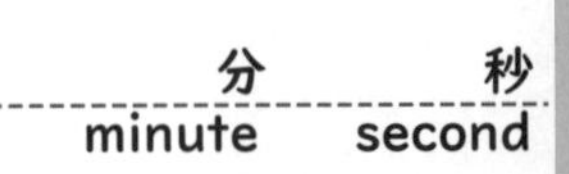

26日目 Day 26 100マスたし算 ④
100-Squares addition

+	6	2	9	0	3	8	4	1	5	7	+
6											6
0											0
7											7
1											1
2											2
9											9
4											4
5											5
3											3
8											8

点数 Score

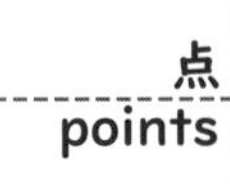

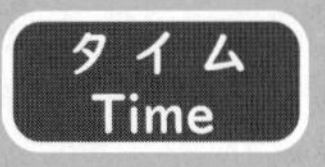

分 minute 秒 second

27日目 Day 27

100マスたし算 ⑤
100-Squares addition

+	7	3	4	8	1	2	6	9	0	5	+
4											4
7											7
5											5
1											1
8											8
3											3
0											0
6											6
9											9
2											2

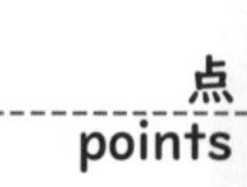

点 points

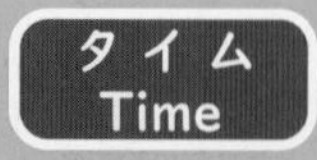

分 minute　秒 second

28日目 Day 28 100マスたし算 ⑥
100-Squares addition

+	8	0	3	6	5	2	9	4	1	7	+
7											7
3											3
8											8
4											4
2											2
9											9
0											0
1											1
5											5
6											6

点数 Score

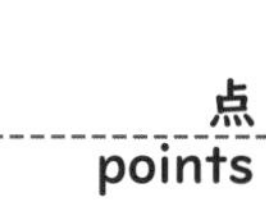

点 points

タイム Time

分 minute 秒 second

最終日 Last day たし算力テスト Addition ability test

+	3	5	7	0	4	8	1	9	6	2	+
8											8
5											5
1											1
7											7
9											9
4											4
2											2
6											6
0											0
3											3

点数 Score

点 points

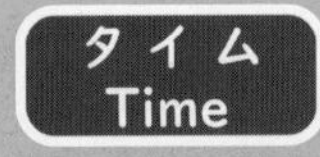

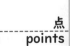

タイム Time

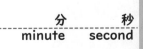

分 minute 秒 second

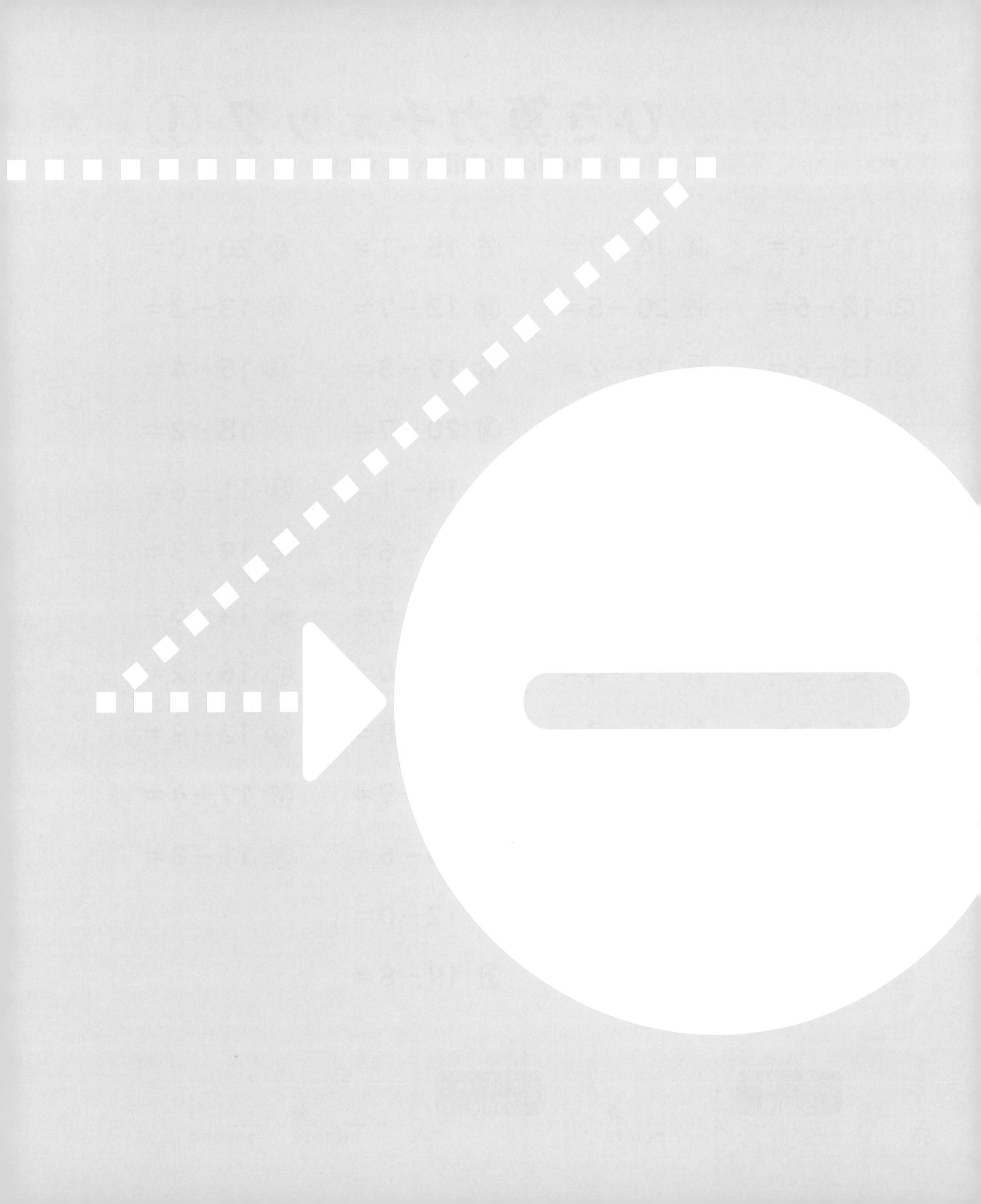

1日目 Day 1 ひき算力チェック ① Subtraction ability check

① 11－1＝
② 12－5＝
③ 13－6＝
④ 14－2＝
⑤ 15－3＝
⑥ 16－0＝
⑦ 17－1＝
⑧ 18－2＝
⑨ 19－1＝
⑩ 20－9＝
⑪ 16－9＝
⑫ 13－4＝
⑬ 18－7＝
⑭ 14－7＝
⑮ 20－5＝
⑯ 12－2＝
⑰ 16－7＝
⑱ 11－4＝
⑲ 17－6＝
⑳ 13－8＝
㉑ 19－4＝
㉒ 15－8＝
㉓ 20－2＝
㉔ 18－9＝
㉕ 14－0＝
㉖ 17－8＝
㉗ 15－1＝
㉘ 12－7＝
㉙ 17－3＝
㉚ 20－7＝
㉛ 13－1＝
㉜ 19－6＝
㉝ 16－5＝
㉞ 18－0＝
㉟ 11－8＝
㊱ 14－9＝
㊲ 15－6＝
㊳ 12－0＝
㊴ 19－8＝
㊵ 20－0＝
㊶ 13－3＝
㊷ 15－4＝
㊸ 18－2＝
㊹ 11－6＝
㊺ 19－3＝
㊻ 14－5＝
㊼ 16－2＝
㊽ 12－9＝
㊾ 17－4＝
㊿ 11－3＝

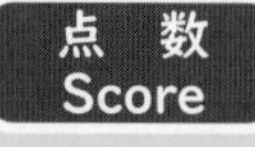

点
points

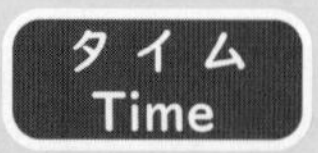

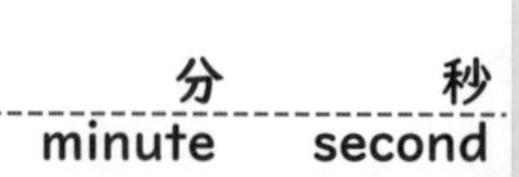

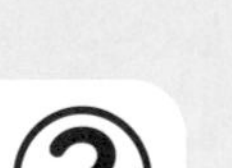

1日目 Day 1

ひき算力チェック②
Subtraction ability check

① 11－9＝

② 12－6＝

③ 13－5＝

④ 14－4＝

⑤ 15－6＝

⑥ 16－3＝

⑦ 17－9＝

⑧ 18－4＝

⑨ 19－9＝

⑩ 20－1＝

⑪ 16－1＝

⑫ 13－2＝

⑬ 18－8＝

⑭ 14－8＝

⑮ 20－6＝

⑯ 12－4＝

⑰ 16－8＝

⑱ 11－2＝

⑲ 17－5＝

⑳ 13－7＝

㉑ 19－2＝

㉒ 15－7＝

㉓ 20－4＝

㉔ 18－1＝

㉕ 14－3＝

㉖ 17－7＝

㉗ 15－9＝

㉘ 12－8＝

㉙ 17－0＝

㉚ 20－8＝

㉛ 13－9＝

㉜ 19－5＝

㉝ 16－6＝

㉞ 18－3＝

㉟ 11－7＝

㊱ 14－1＝

㊲ 15－5＝

㊳ 12－3＝

㊴ 19－7＝

㊵ 20－3＝

㊶ 13－0＝

㊷ 15－2＝

㊸ 18－4＝

㊹ 11－5＝

㊺ 19－0＝

㊻ 14－6＝

㊼ 16－4＝

㊽ 12－1＝

㊾ 17－2＝

㊿ 11－0＝

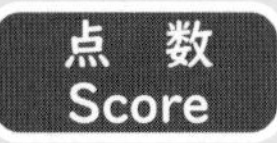

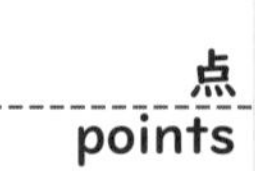

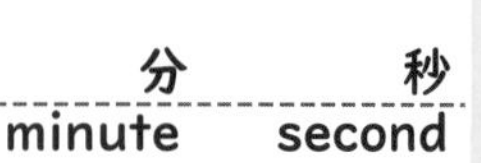

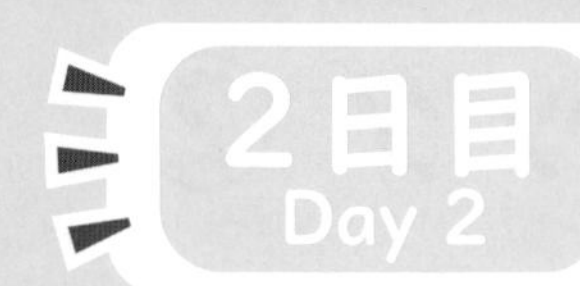

プレ・マスひき算 ①
Pre-Squares subtraction

−	11	16	13	19	10	15	18	12	17	14	−
3											3
6											6
2											2

−	11	16	13	19	10	15	18	12	17	14	−
1											1
7											7
4											4
5											5
9											9

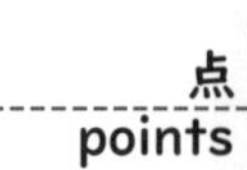

点
points

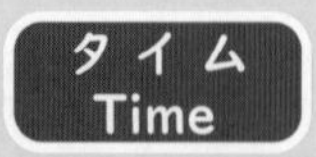

分
minute

秒
second

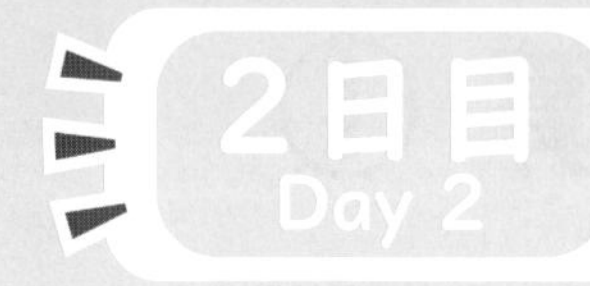

プレ・マスひき算 ②
Pre-Squares subtraction

−	15	18	10	17	13	19	11	14	12	16	−
8											8
6											6
4											4

−	15	18	10	17	13	19	11	14	12	16	−
9											9
5											5
3											3
7											7
1											1

点数 Score

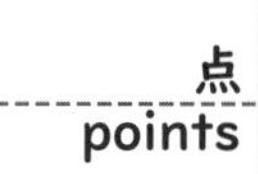

点 points

タイム Time

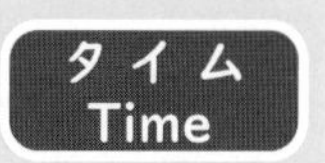

分 minute　秒 second

3日目
Day 3

100マスひき算 ①
100-Squares subtraction

−	13	16	10	19	14	18	12	17	15	11	−
5											5
8											8
3											3
9											9
1											1
4											4
6											6
2											2
0											0
7											7

点数 Score
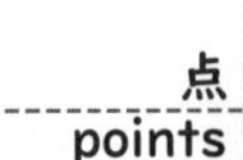
点 points

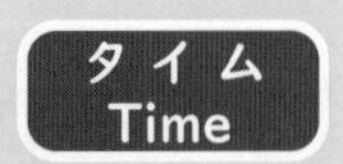
タイム Time

分 minute 秒 second

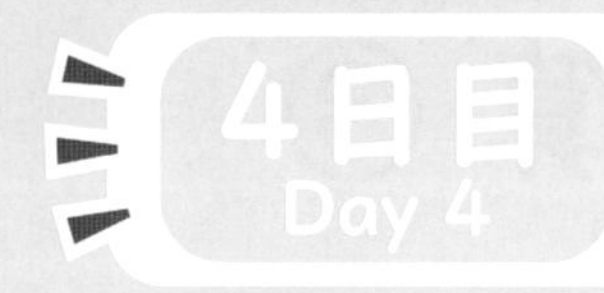

100マスひき算 ②
100-Squares subtraction

−	14	19	12	18	10	17	15	11	16	13	−
4											4
7											7
1											1
6											6
9											9
3											3
8											8
0											0
5											5
2											2

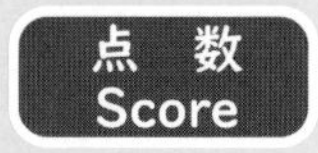

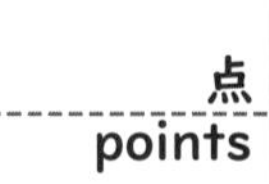

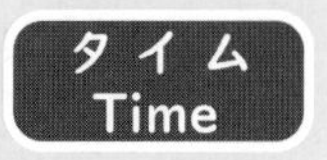

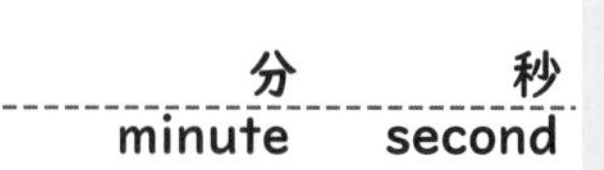

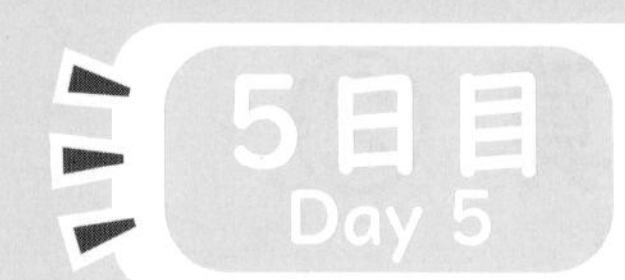

100マスひき算 ③
100-Squares subtraction

−	15	16	14	11	19	17	12	18	13	10	−
2											2
9											9
4											4
0											0
3											3
8											8
5											5
1											1
7											7
6											6

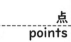

点
points

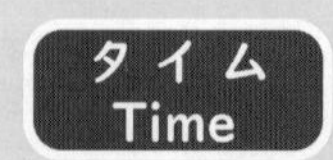

分 minute　秒 second

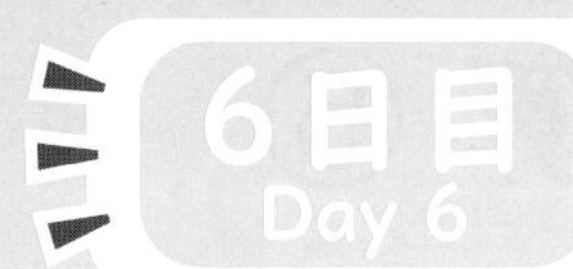

100マスひき算 ④
100-Squares subtraction

−	16	13	18	15	11	19	14	12	17	10	−
9											9
6											6
1											1
5											5
0											0
2											2
8											8
4											4
7											7
3											3

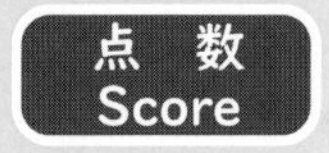

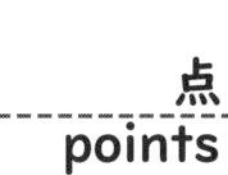

点
points

分 minute 秒 second

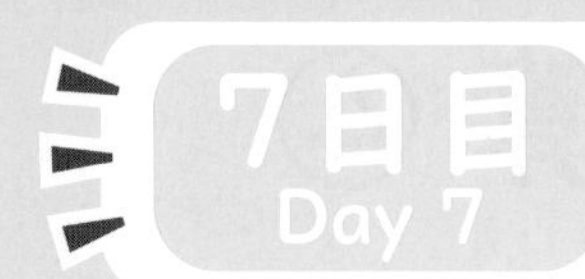

100マスひき算 ⑤
100-Squares subtraction

－	17	13	19	11	16	12	15	10	18	14	－
3											3
6											6
1											1
9											9
5											5
2											2
0											0
7											7
4											4
8											8

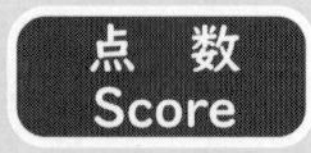

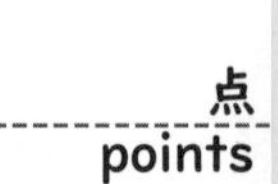
点
points

分 秒
minute second

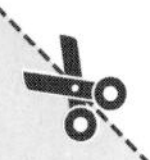

100マスひき算 ⑥

100-Squares subtraction

−	18	14	17	11	16	12	19	10	15	13	−
6											6
7											7
4											4
1											1
0											0
5											5
2											2
8											8
3											3
9											9

点数 Score

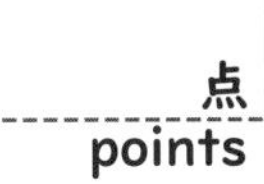

点 points

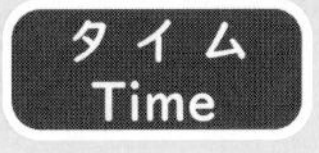

タイム Time

分 minute 秒 second

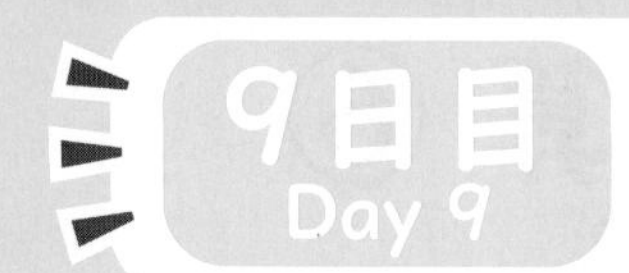

100マスひき算 ①
100-Squares subtraction

−	13	16	10	19	14	18	12	17	15	11	−
5											5
8											8
3											3
9											9
1											1
4											4
6											6
2											2
0											0
7											7

点数 Score

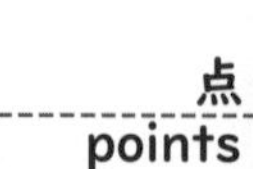

点 points

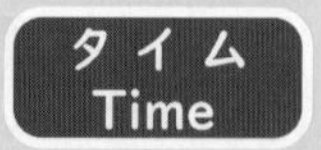

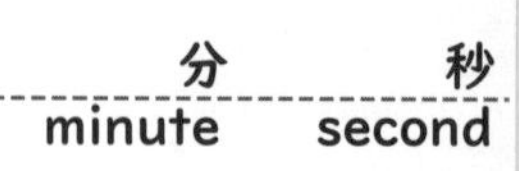

分 minute 秒 second

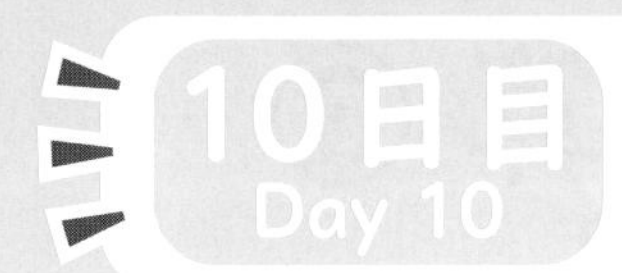

100マスひき算 ②
100-Squares subtraction

−	14	19	12	18	10	17	15	11	16	13	−
4											4
7											7
1											1
6											6
9											9
3											3
8											8
0											0
5											5
2											2

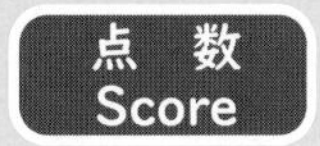

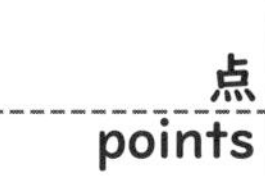

点
points

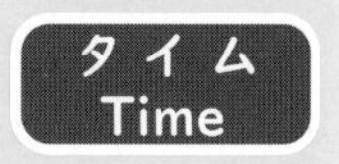

分 秒
minute second

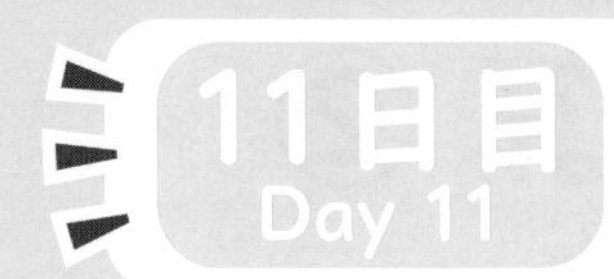

100マスひき算 ③
100-Squares subtraction

−	15	16	14	11	19	17	12	18	13	10	−
2											2
9											9
4											4
0											0
3											3
8											8
5											5
1											1
7											7
6											6

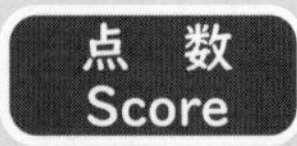

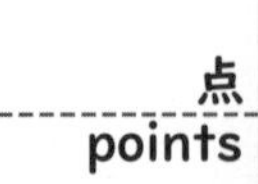

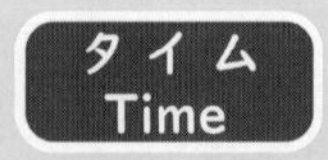

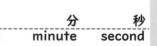

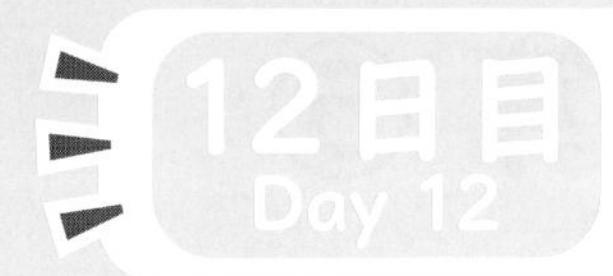

100マスひき算 ④
100-Squares subtraction

−	16	13	18	15	11	19	14	12	17	10	−
9											9
6											6
1											1
5											5
0											0
2											2
8											8
4											4
7											7
3											3

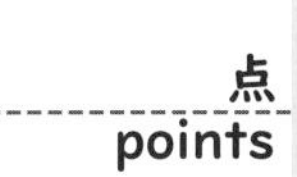

点
points

分 秒
minute second

13日目 Day 13

100マスひき算 ⑤
100-Squares subtraction

−	17	13	19	11	16	12	15	10	18	14	−
3											3
6											6
1											1
9											9
5											5
2											2
0											0
7											7
4											4
8											8

点数 Score

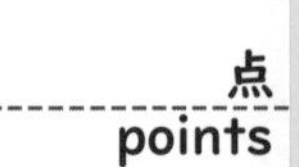

点 points

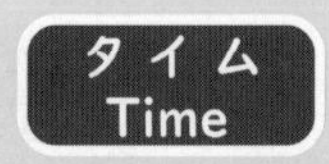

タイム Time

分 minute 秒 second

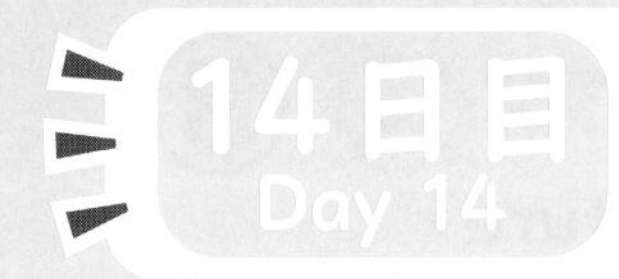

100マスひき算 ⑥
100-Squares subtraction

−	18	14	17	11	16	12	19	10	15	13	−
6											6
7											7
4											4
1											1
0											0
5											5
2											2
8											8
3											3
9											9

点数 Score

点 points

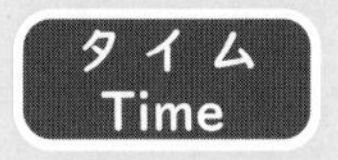

分 minute 秒 second

絵になる100マス ③

100-Squares to be a picture

－	12	19	14	18	10	17	15	11	16	13	－
1											1
4											4
0											0
7											7
3											3
8											8
5											5
2											2
9											9
6											6

Paint the answer squares

5 6	3	15 16	19 13	13 11	14 5	18 9	13	10 1	7	17 15	14	14	8	10 5	8	15 8 10	12 7	9 6 8 7	13 10 11

答えのマスに色をぬりましょう

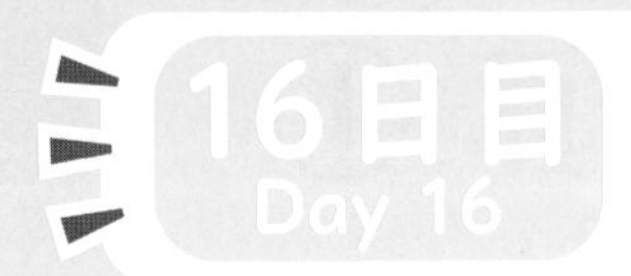

絵になる100マス ④
100-Squares to be a picture

−	19	13	17	11	15	12	18	10	14	16	−
4											4
6											6
0											0
2											2
8											8
1											1
7											7
3											3
9											9
5											5

Paint the answer squares

19	13	17	11	15	12	18	10	14	16
19 11 14 ¦ 17 18	7 6 8 ¦ 11 4	13 15 14 12 ¦ 17 16 8	7 4 2 ¦ 9 8 6	11 12 ¦ 14 6	8 9 ¦ 5 7	14 15 13 ¦ 17 9	6 3 1 ¦ 8 7 5	10 12 11 9 ¦ 14 13 5	10 9 11 ¦ 14 7

答えのマスに色をぬりましょう

100マスひき算 ①
100-Squares subtraction

−	13	16	10	19	14	18	12	17	15	11	−
5											5
8											8
3											3
9											9
1											1
4											4
6											6
2											2
0											0
7											7

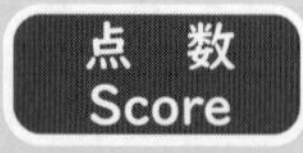

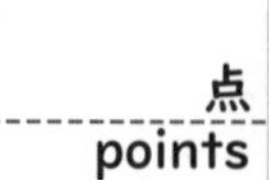

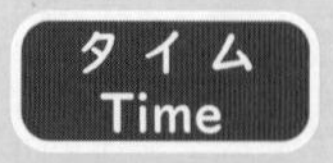

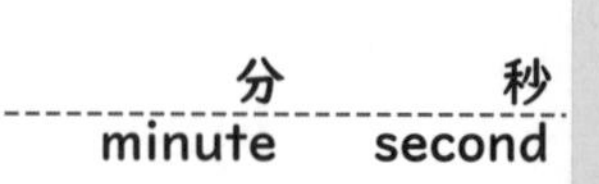

100マスひき算 ②
100-Squares subtraction

−	14	19	12	18	10	17	15	11	16	13	−
4											4
7											7
1											1
6											6
9											9
3											3
8											8
0											0
5											5
2											2

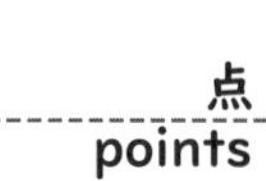

点
points

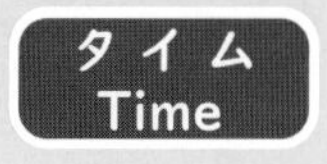

分　　秒
minute　second

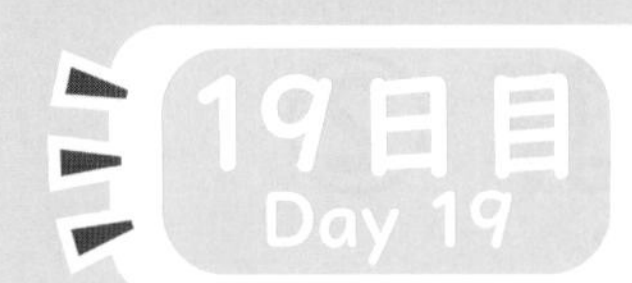

100マスひき算 ③
100-Squares subtraction

−	15	16	14	11	19	17	12	18	13	10	−
2											2
9											9
4											4
0											0
3											3
8											8
5											5
1											1
7											7
6											6

点数 Score

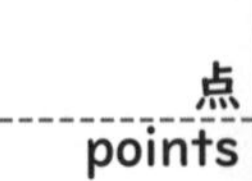

点 points

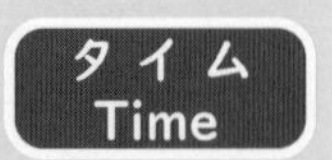

タイム Time

分 minute　秒 second

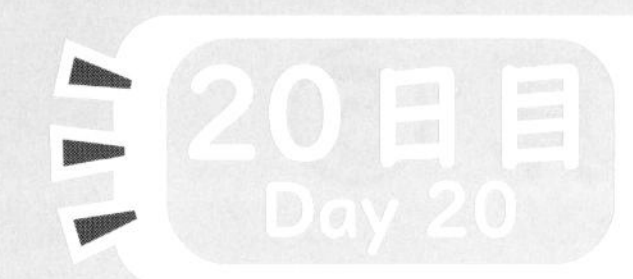

100マスひき算 ④
100-Squares subtraction

−	16	13	18	15	11	19	14	12	17	10	−
9											9
6											6
1											1
5											5
0											0
2											2
8											8
4											4
7											7
3											3

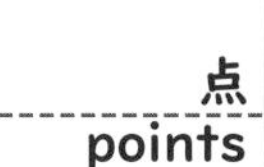

点 points

分 minute 秒 second

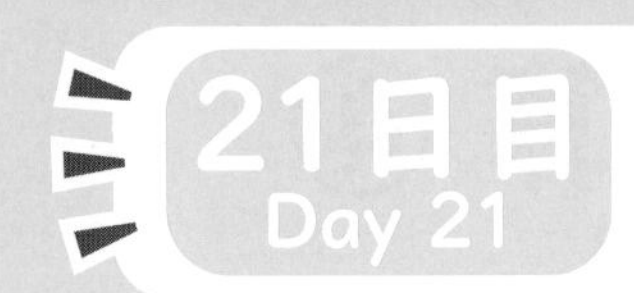

100マスひき算 ⑤
100-Squares subtraction

−	17	13	19	11	16	12	15	10	18	14	−
3											3
6											6
1											1
9											9
5											5
2											2
0											0
7											7
4											4
8											8

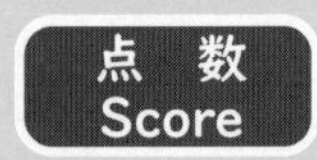

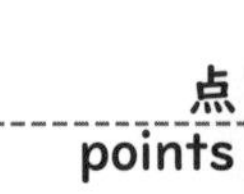

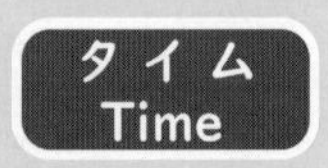

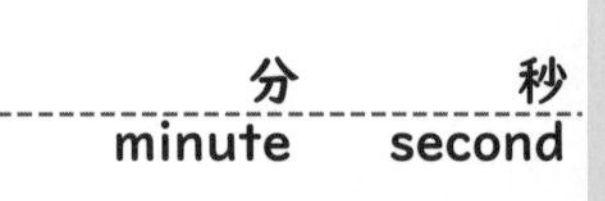

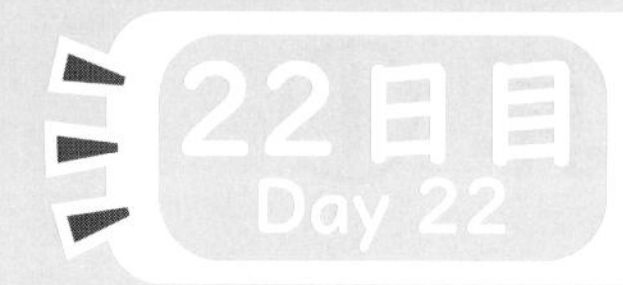

100マスひき算 ⑥
100-Squares subtraction

−	18	14	17	11	16	12	19	10	15	13	−
6											6
7											7
4											4
1											1
0											0
5											5
2											2
8											8
3											3
9											9

点数 Score

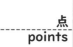

点 points

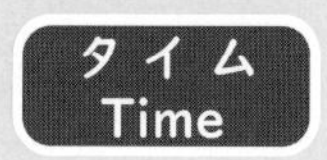

分 minute　秒 second

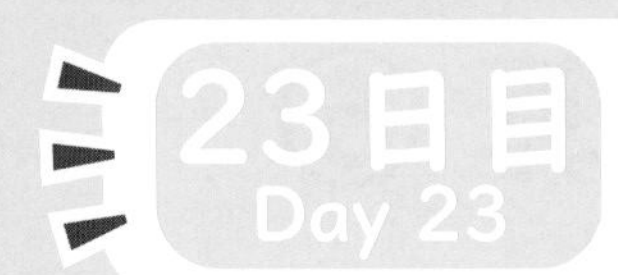

100マスひき算 ①
100-Squares subtraction

−	13	16	10	19	14	18	12	17	15	11	−
5											5
8											8
3											3
9											9
1											1
4											4
6											6
2											2
0											0
7											7

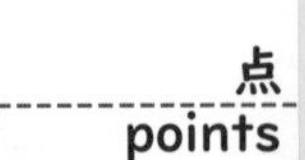

点
points

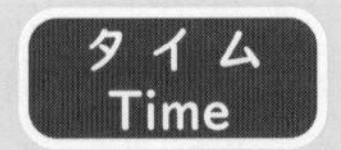

分 minute　秒 second

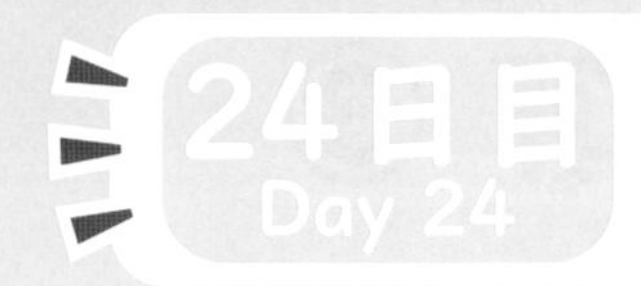

100マスひき算 ②
100-Squares subtraction

−	14	19	12	18	10	17	15	11	16	13	−
4											4
7											7
1											1
6											6
9											9
3											3
8											8
0											0
5											5
2											2

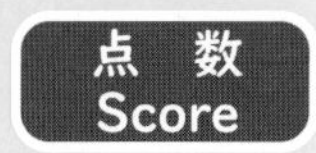

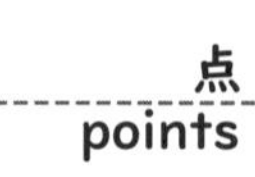

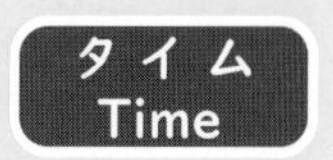

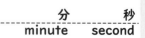

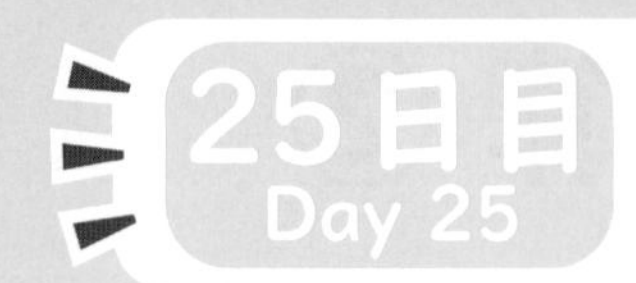

100マスひき算 ③
100-Squares subtraction

−	15	16	14	11	19	17	12	18	13	10	−
2											2
9											9
4											4
0											0
3											3
8											8
5											5
1											1
7											7
6											6

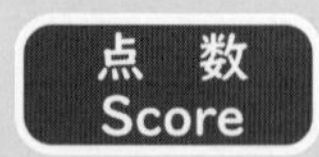

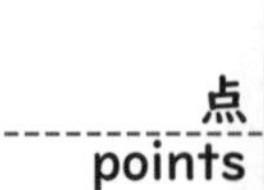
点
points

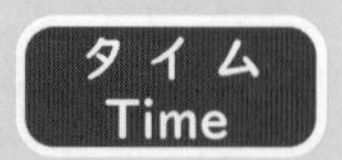

分 秒
minute second

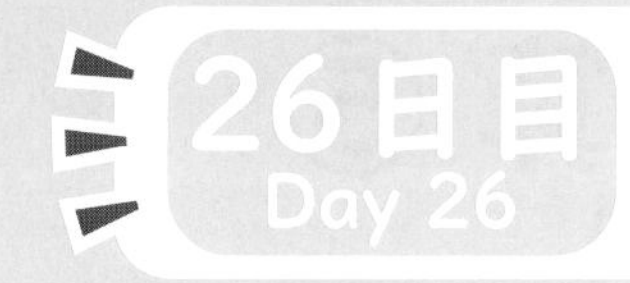

100マスひき算 ④
100-Squares subtraction

—	16	13	18	15	11	19	14	12	17	10	—
9											9
6											6
1											1
5											5
0											0
2											2
8											8
4											4
7											7
3											3

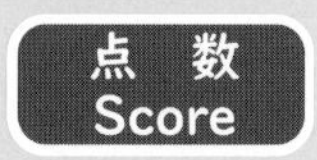

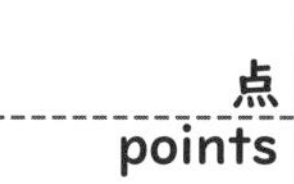

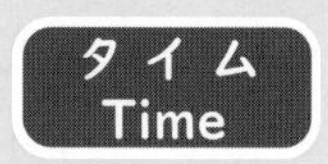

分 minute　秒 second

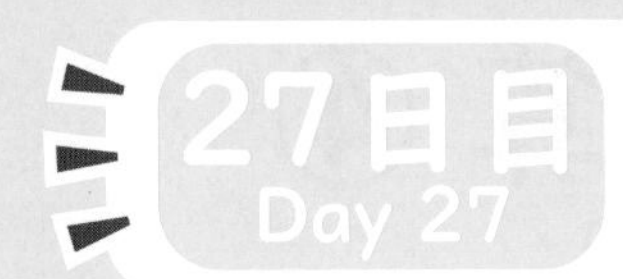

100マスひき算 ⑤
100-Squares subtraction

−	17	13	19	11	16	12	15	10	18	14	−
3											3
6											6
1											1
9											9
5											5
2											2
0											0
7											7
4											4
8											8

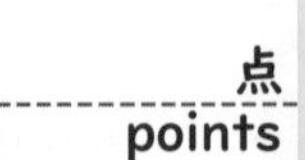

点
points

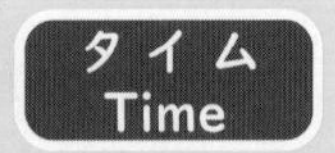

分 秒
minute second

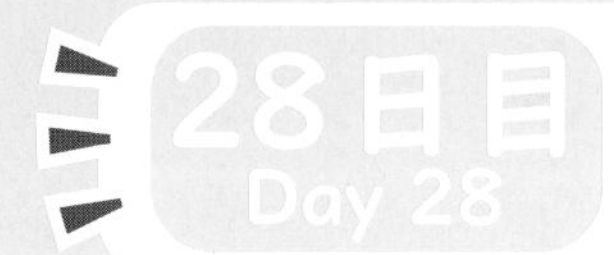

100マスひき算 ⑥
100-Squares subtraction

−	18	14	17	11	16	12	19	10	15	13	−
6											6
7											7
4											4
1											1
0											0
5											5
2											2
8											8
3											3
9											9

点数 Score

点 points

タイム Time

分 minute 秒 second

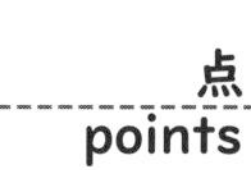

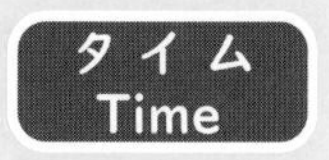

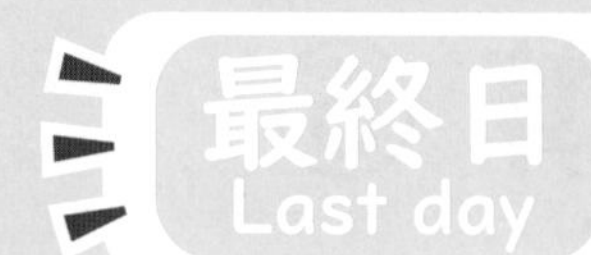

ひき算力テスト
Subtraction ability test

−	13	16	10	19	14	18	12	17	15	11	−
5											5
8											8
3											3
9											9
1											1
4											4
6											6
2											2
0											0
7											7

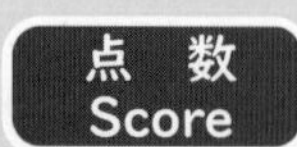

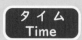

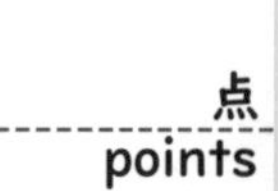

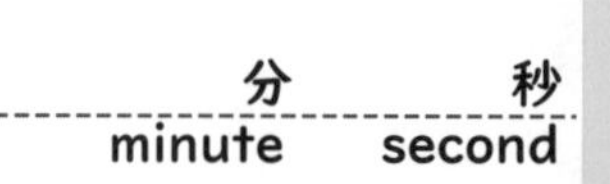

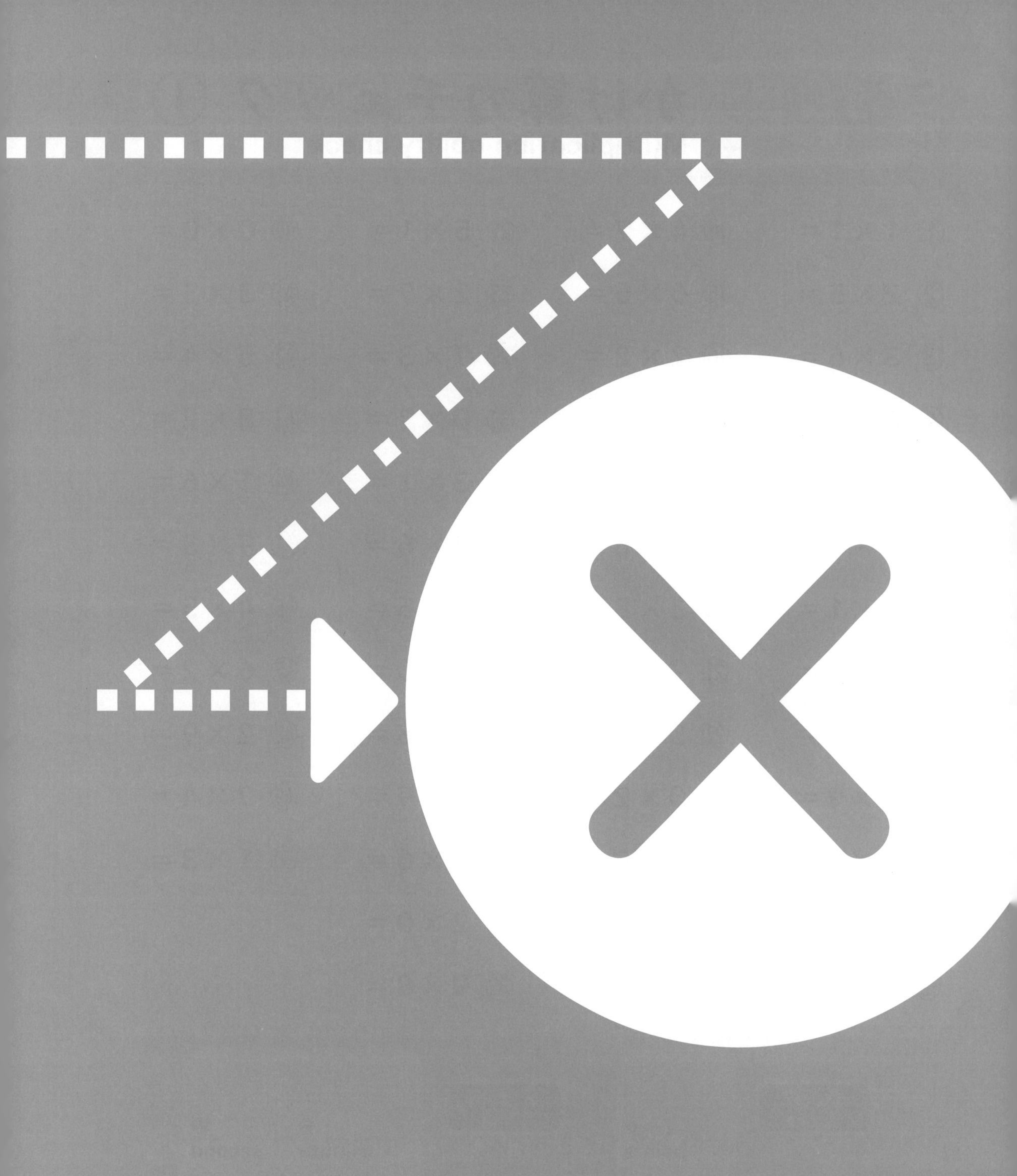

1日目 Day 1 かけ算力チェック①
Multiplication ability check

① 1 × 1 =
② 2 × 5 =
③ 3 × 6 =
④ 4 × 2 =
⑤ 5 × 3 =
⑥ 6 × 0 =
⑦ 7 × 1 =
⑧ 8 × 2 =
⑨ 9 × 1 =
⑩ 0 × 9 =
⑪ 6 × 9 =
⑫ 3 × 4 =
⑬ 8 × 7 =
⑭ 4 × 7 =
⑮ 0 × 5 =
⑯ 2 × 2 =
⑰ 6 × 7 =
⑱ 1 × 4 =
⑲ 7 × 6 =
⑳ 3 × 8 =
㉑ 9 × 4 =
㉒ 5 × 8 =
㉓ 0 × 2 =
㉔ 8 × 9 =
㉕ 4 × 0 =
㉖ 7 × 8 =
㉗ 5 × 1 =
㉘ 2 × 7 =
㉙ 7 × 3 =
㉚ 0 × 7 =
㉛ 3 × 1 =
㉜ 9 × 6 =
㉝ 6 × 5 =
㉞ 8 × 0 =
㉟ 1 × 8 =
㊱ 4 × 9 =
㊲ 5 × 6 =
㊳ 2 × 0 =
㊴ 9 × 8 =
㊵ 0 × 0 =
㊶ 3 × 3 =
㊷ 5 × 4 =
㊸ 8 × 2 =
㊹ 1 × 6 =
㊺ 9 × 3 =
㊻ 4 × 5 =
㊼ 6 × 2 =
㊽ 2 × 9 =
㊾ 7 × 4 =
㊿ 1 × 3 =

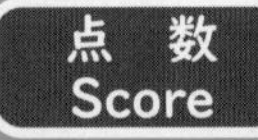

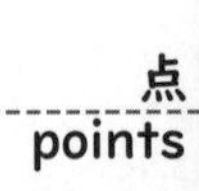
点
points

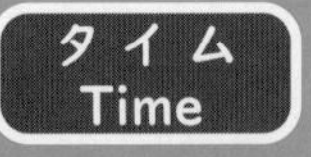

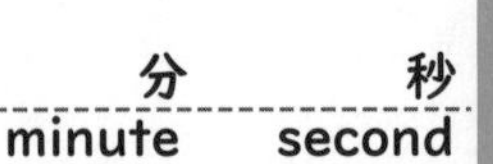
分 秒
minute second

1日目 Day 1

かけ算力チェック②
Multiplication ability check

① 1 × 9 =
② 2 × 6 =
③ 3 × 5 =
④ 4 × 4 =
⑤ 5 × 6 =
⑥ 6 × 3 =
⑦ 7 × 9 =
⑧ 8 × 4 =
⑨ 9 × 9 =
⑩ 0 × 1 =
⑪ 6 × 1 =
⑫ 3 × 2 =
⑬ 8 × 8 =
⑭ 4 × 8 =
⑮ 0 × 6 =
⑯ 2 × 4 =
⑰ 6 × 8 =
⑱ 1 × 2 =
⑲ 7 × 5 =
⑳ 3 × 7 =
㉑ 9 × 2 =
㉒ 5 × 7 =
㉓ 0 × 4 =
㉔ 8 × 1 =
㉕ 4 × 3 =
㉖ 7 × 7 =
㉗ 5 × 9 =
㉘ 2 × 8 =
㉙ 7 × 0 =
㉚ 0 × 8 =
㉛ 3 × 9 =
㉜ 9 × 5 =
㉝ 6 × 6 =
㉞ 8 × 3 =
㉟ 1 × 7 =
㊱ 4 × 1 =
㊲ 5 × 5 =
㊳ 2 × 3 =
㊴ 9 × 7 =
㊵ 0 × 3 =
㊶ 3 × 0 =
㊷ 5 × 2 =
㊸ 8 × 4 =
㊹ 1 × 5 =
㊺ 9 × 0 =
㊻ 4 × 6 =
㊼ 6 × 4 =
㊽ 2 × 1 =
㊾ 7 × 2 =
㊿ 1 × 0 =

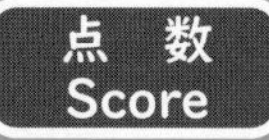

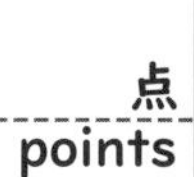

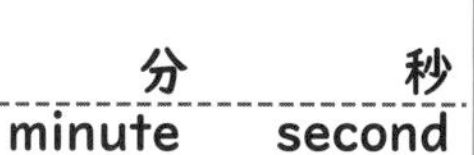

2日目 Day 2 プレ・マスかけ算 ① Pre-Squares multiplication

×	2	5	8	3	7	1	9	4	0	6	×
3											3
5											5
6											6

×	2	5	8	3	7	1	9	4	0	6	×
7											7
1											1
4											4
2											2
8											8

点 数 Score

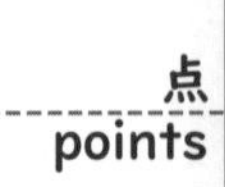

点 points

タイム Time

分 minute 秒 second

2日目 Day 2 プレ・マスかけ算 ②
Pre-Squares multiplication

×	5	2	6	4	9	0	7	3	8	1	×
2											2
8											8
5											5

×	5	2	6	4	9	0	7	3	8	1	×
9											9
4											4
7											7
3											3
6											6

点数 Score 点 points

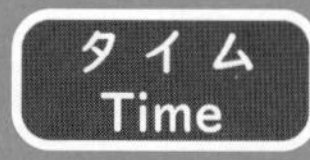

タイム Time 分 minute 秒 second

3日目 Day 3 100マスかけ算 ① 100-Squares multiplication

×	3	5	7	0	4	8	1	9	6	2	×
8											8
5											5
1											1
7											7
9											9
4											4
2											2
6											6
0											0
3											3

点数 Score

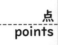

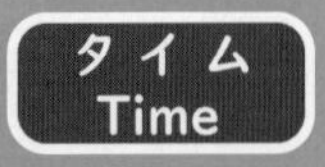

分 minute 秒 second

4日目 Day 4

100マスかけ算 ②
100-Squares multiplication

×	4	8	1	9	5	0	2	6	3	7	×
3											3
8											8
6											6
2											2
5											5
7											7
1											1
4											4
9											9
0											0

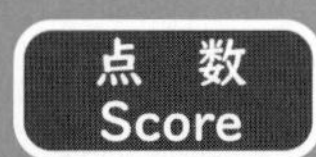

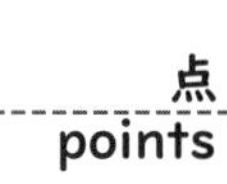

点
points

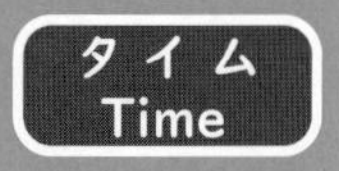

分 秒
minute second

5日目 Day 5 100マスかけ算 ③
100-Squares multiplication

×	5	3	9	1	8	4	7	2	0	6	×
1											1
3											3
9											9
5											5
6											6
0											0
7											7
2											2
8											8
4											4

点数 Score

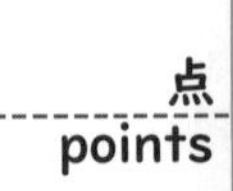

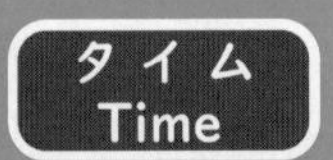

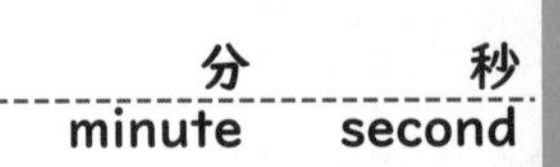

6日目 Day 6

100マスかけ算 ④
100-Squares multiplication

×	6	0	2	7	3	5	1	8	4	9	×
7											7
1											1
6											6
2											2
9											9
5											5
0											0
8											8
3											3
4											4

点数 Score

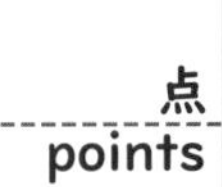

点 points

タイム Time

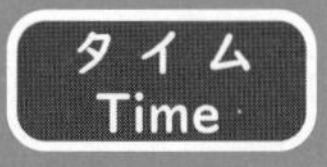

分 minute　秒 second

7日目 Day 7

100マスかけ算 ⑤

100-Squares multiplication

×	7	3	0	8	1	4	6	2	9	5	×
4											4
3											3
9											9
0											0
5											5
8											8
6											6
1											1
7											7
2											2

点数 Score

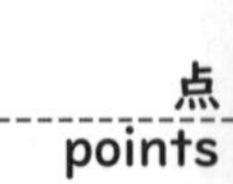

点 points

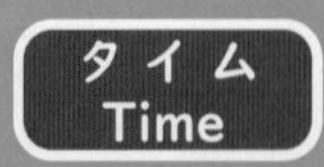

タイム Time

分 minute　秒 second

8日目 Day 8 100マスかけ算 ⑥
100-Squares multiplication

×	8	5	0	2	7	4	9	3	6	1	×
6											6
3											3
7											7
1											1
8											8
0											0
5											5
4											4
2											2
9											9

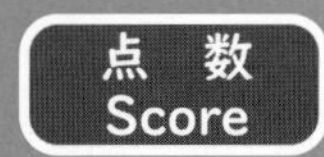

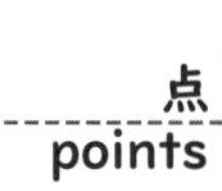

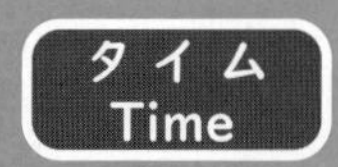

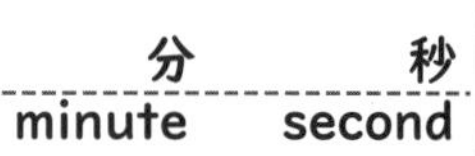

9日目 Day 9

100マスかけ算 ①
100-Squares multiplication

×	3	5	7	0	4	8	1	9	6	2	×
8											8
5											5
1											1
7											7
9											9
4											4
2											2
6											6
0											0
3											3

点数 Score

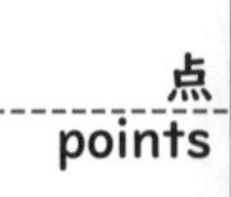

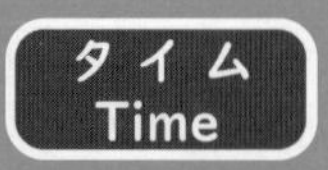

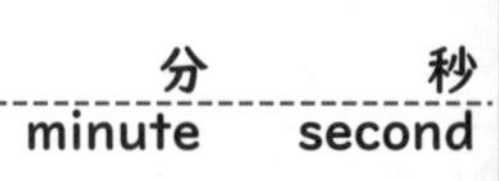

10日目 Day 10　100マスかけ算 ②
100-Squares multiplication

×	4	8	1	9	5	0	2	6	3	7	×
3											3
8											8
6											6
2											2
5											5
7											7
1											1
4											4
9											9
0											0

点数 Score

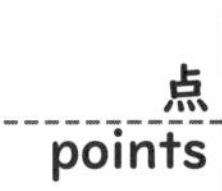

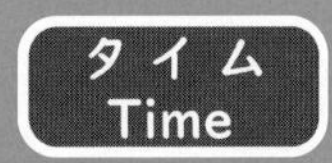

分 minute　秒 second

11日目 Day 11

100マスかけ算 ③
100-Squares multiplication

×	5	3	9	1	8	4	7	2	0	6	×
1											1
3											3
9											9
5											5
6											6
0											0
7											7
2											2
8											8
4											4

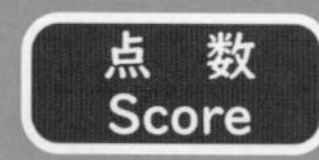

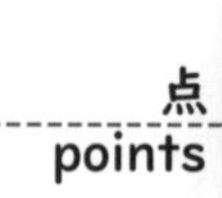

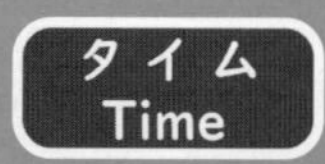

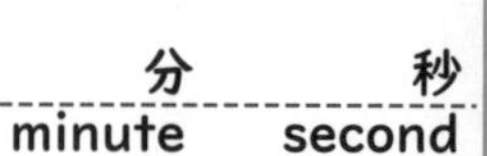

12日目 Day 12 100マスかけ算 ④

100-Squares multiplication

×	6	0	2	7	3	5	1	8	4	9	×
7											7
1											1
6											6
2											2
9											9
5											5
0											0
8											8
3											3
4											4

点数 Score

点 points

分 minute　秒 second

13日目 Day 13 100マスかけ算 ⑤ 100-Squares multiplication

×	7	3	0	8	1	4	6	2	9	5	×
4											4
3											3
9											9
0											0
5											5
8											8
6											6
1											1
7											7
2											2

点数 Score 　　点 points

分 minute 　秒 second

14日目 Day 14

100マスかけ算 ⑥
100-Squares multiplication

×	8	5	0	2	7	4	9	3	6	1	×
6											6
3											3
7											7
1											1
8											8
0											0
5											5
4											4
2											2
9											9

点数 Score

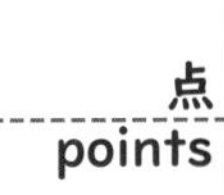

点 points

タイム Time

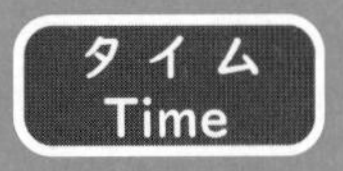

分 minute 秒 second

15日目 Day 15　絵になる100マス ⑤

100-Squares to be a picture

×	1	5	9	3	7	4	8	2	6	10	×
5											5
7											7
3											3
9											9
2											2
8											8
4											4
1											1
10											10
6											6

Paint the answer squares

1	5	9	3	7	4	8	2	6	10
7 9 8 1 / 3 2 4 10	25 30 / 20	27 18 / 81 90	21 27 24 30 / 9 6 3	49 63 56 7 / 21 14 28 70	28 36 32 4 / 12 8 16 40	56 72 64 80 / 24 16 8	6 4 / 18 20	30 36 / 24	70 90 80 10 / 30 20 40 100

答えのマスに色をぬりましょう

16日目 Day 16

絵になる100マス ⑥
100-Squares to be a picture

×	9	8	1	4	5	10	2	6	3	7	×
1											1
6											6
10											10
4											4
9											9
5											5
3											3
8											8
2											2
7											7

Paint the answer squares

答えのマスに色をぬりましょう

9		8		1		4		5		10		2		6		3		7	
9	90	8	80	1	10	4	40	5	20	10	60	2	16	48	12	18	12	42	
36	81	72	24	4	5	36	20	45	15	100	80	4	14			27	24		
45	72	64	16	3		12	32	40	10	20	70								
18	63	56				8	28	35											

17日目 Day 17

100マスかけ算 ①

100-Squares multiplication

×	3	5	7	0	4	8	1	9	6	2	×
8											8
5											5
1											1
7											7
9											9
4											4
2											2
6											6
0											0
3											3

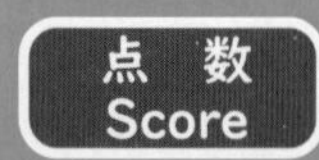

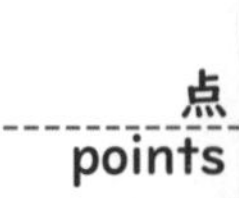

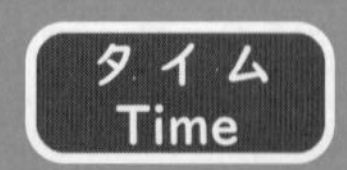

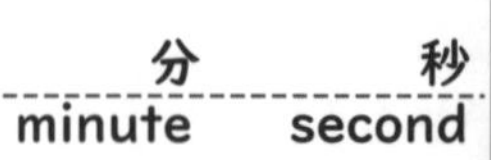

18日目 Day 18

100マスかけ算 ②
100-Squares multiplication

×	4	8	1	9	5	0	2	6	3	7	×
3											3
8											8
6											6
2											2
5											5
7											7
1											1
4											4
9											9
0											0

点　数
Score

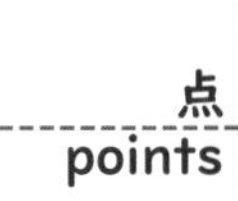

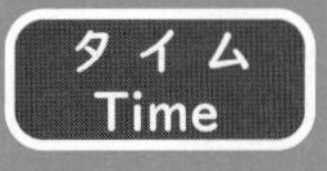

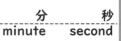

19日目 Day 19 100マスかけ算 ③
100-Squares multiplication

×	5	3	9	1	8	4	7	2	0	6	×
1											1
3											3
9											9
5											5
6											6
0											0
7											7
2											2
8											8
4											4

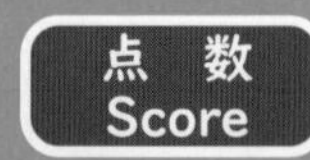

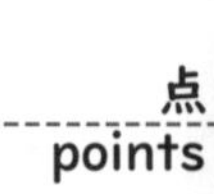

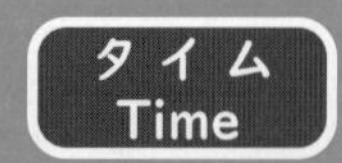

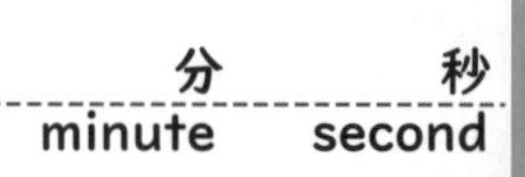

20日目 Day 20 100マスかけ算 ④

100-Squares multiplication

×	6	0	2	7	3	5	1	8	4	9	×
7											7
1											1
6											6
2											2
9											9
5											5
0											0
8											8
3											3
4											4

点数 Score

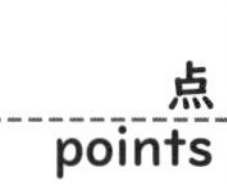

点 points

タイム Time

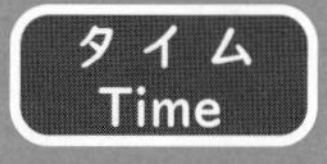

分 minute 秒 second

21日目 Day 21 100マスかけ算 ⑤
100-Squares multiplication

×	7	3	0	8	1	4	6	2	9	5	×
4											4
3											3
9											9
0											0
5											5
8											8
6											6
1											1
7											7
2											2

点数 Score

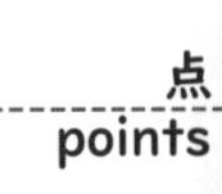

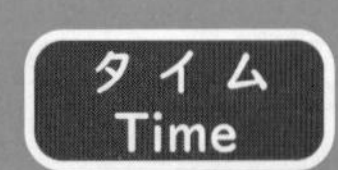

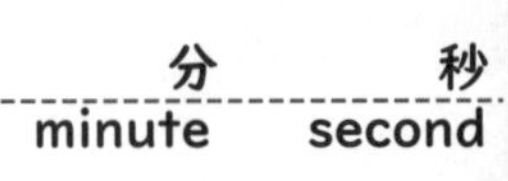

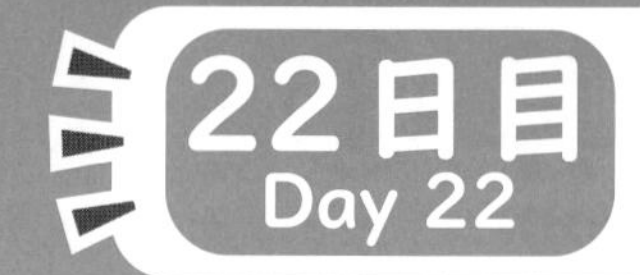

100マスかけ算 ⑥
100-Squares multiplication

×	8	5	0	2	7	4	9	3	6	1	×
6											6
3											3
7											7
1											1
8											8
0											0
5											5
4											4
2											2
9											9

点数 Score

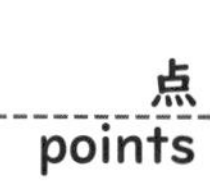

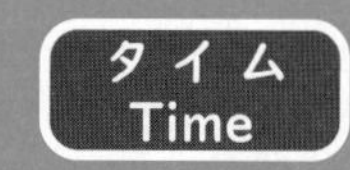

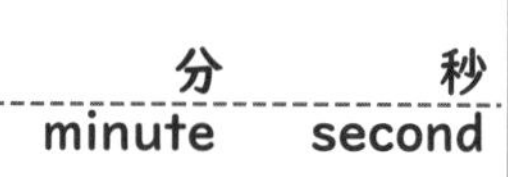

23日目 Day 23 100マスかけ算 ①
100-Squares multiplication

×	3	5	7	0	4	8	1	9	6	2	×
8											8
5											5
1											1
7											7
9											9
4											4
2											2
6											6
0											0
3											3

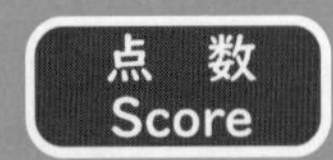

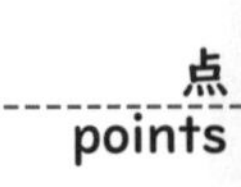

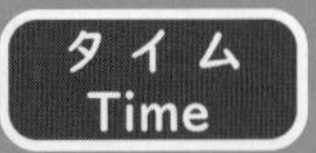

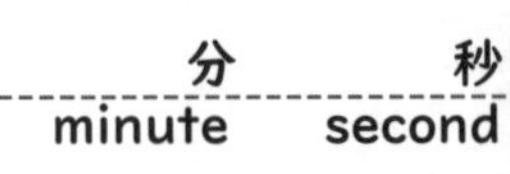

24日目 Day 24 100マスかけ算 ②
100-Squares multiplication

×	4	8	1	9	5	0	2	6	3	7	×
3											3
8											8
6											6
2											2
5											5
7											7
1											1
4											4
9											9
0											0

点数 Score

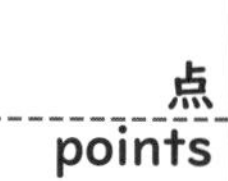

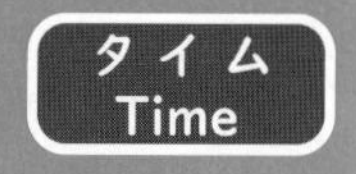

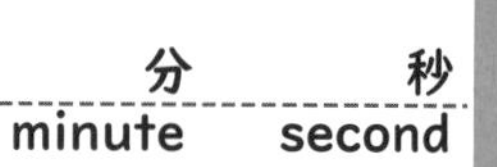

25日目 Day 25　100マスかけ算 ③
100-Squares multiplication

×	5	3	9	1	8	4	7	2	0	6	×
1											1
3											3
9											9
5											5
6											6
0											0
7											7
2											2
8											8
4											4

点数 Score　　点 points

タイム Time　　分 minute　　秒 second

26日目 Day 26 100マスかけ算 ④
100-Squares multiplication

×	6	0	2	7	3	5	1	8	4	9	×
7											7
1											1
6											6
2											2
9											9
5											5
0											0
8											8
3											3
4											4

点数 Score

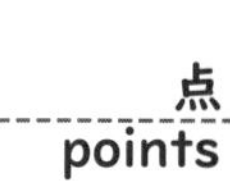

点 points

タイム Time

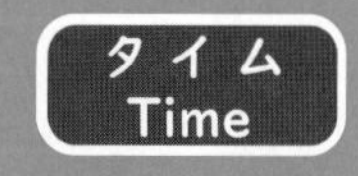

分 minute 秒 second

27日目 Day 27 100マスかけ算 ⑤
100-Squares multiplication

×	7	3	0	8	1	4	6	2	9	5	×
4											4
3											3
9											9
0											0
5											5
8											8
6											6
1											1
7											7
2											2

点数 Score

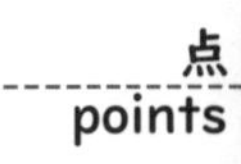

点 points

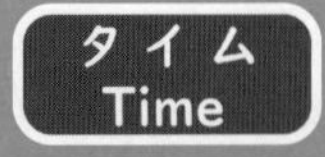

タイム Time

分 minute 秒 second

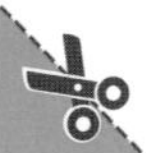

28日目 Day 28　100マスかけ算 ⑥

100-Squares multiplication

×	8	5	0	2	7	4	9	3	6	1	×
6											6
3											3
7											7
1											1
8											8
0											0
5											5
4											4
2											2
9											9

点数 Score

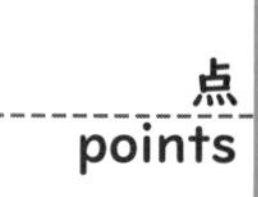

点 points

タイム Time

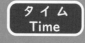

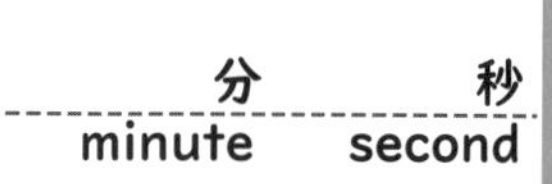

分 minute　秒 second

最終日 Last day かけ算カテスト Multiplication ability test

×	3	5	7	0	4	8	1	9	6	2	×
8											8
5											5
1											1
7											7
9											9
4											4
2											2
6											6
0											0
3											3

点数 Score

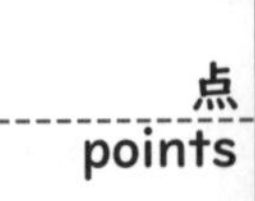

点 points

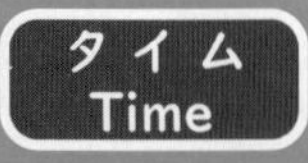

タイム Time

分 minute 秒 second

P

使い方 Tutorial

100マスパズル
100-Squares puzzle

+											+
4	10									11	4
2		6							3		2
8			8					17			8
1				3			4				1
7					15	12					7
5					13	10					5
3				5			6				3
9			9					18			9
0		4							1		0
6	12									13	6

たし算用 Additions

1

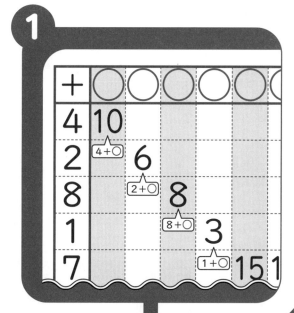

2

10−4 6−2 8−8 3−1

+	⑥	④	⓪	②	⑧
4	10				
2		6			
8			8		
1				3	
7					15

3

	+	⑥	④	⓪	②	⑧	⑤	③	⑨	①	⑦	+
①	4	10 →									11	4
②	2		6							3		2
③	8			8					17			8
④	1				3			4				1
⑤	7					15	12					7
⑥	5					13	10					5
⑦	3				5			6				3
⑧	9			9					18			9
⑨	0		4							1		0
⑩	6	12									13	6

4

+	6	4	0	2	8	5	3	9	1	7	+
4	10	8	4	6	12	9	7	13	5	11	4
2	8	6	2	4	10	7	5	11	3	9	2
8	14	12	8	10	16	13	11	17	9	15	8
1	7	5	1	3	9	6	4	10	2	8	1
7	13	11	7	9	15	12	10	16	8	14	7
5	11	9	5	7	13	10	8	14	6	12	5
3	9	7	3	5	11	8	6	12	4	10	3
9	15	13	9	11	17	14	12	18	10	16	9
0	6	4	0	2	8	5	3	9	1	7	0
6	12	10	6	8	14	11	9	15	7	13	6

(ひき算用) Subtractions

1

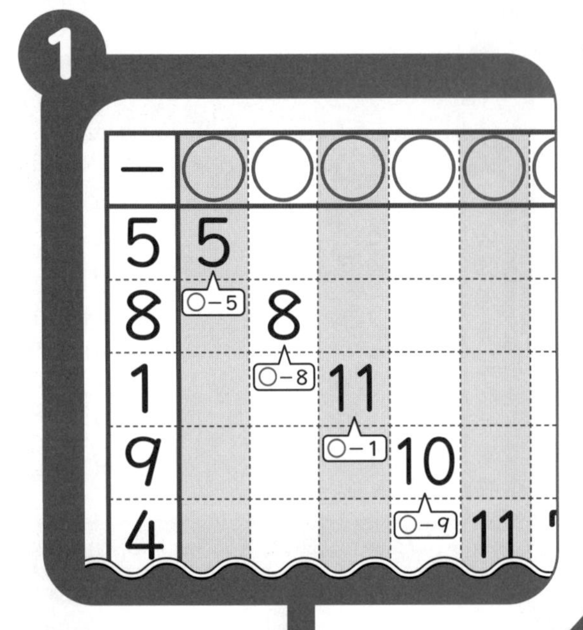

3

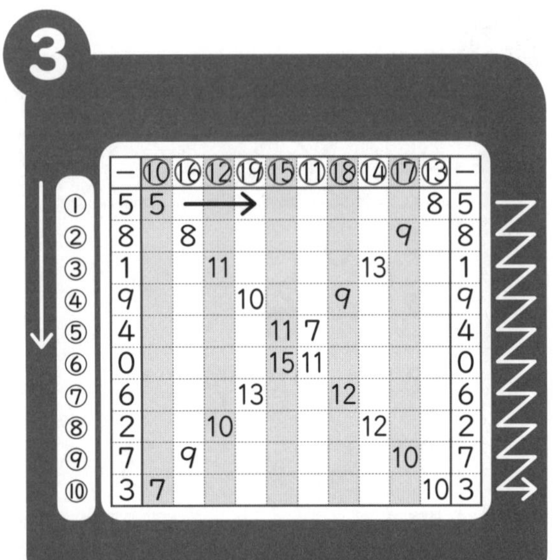

	－	10	16	12	19	15	11	18	14	17	13	－
①	5	5									8	5
②	8		8							9		8
③	1			11					13			1
④	9				10			9				9
⑤	4					11	7					4
⑥	0					15	11					0
⑦	6				13			12				6
⑧	2			10					12			2
⑨	7		9							10		7
⑩	3	7									10	3

2

5+5　8+8　11+1　10+9

－	10	16	12	19	15	1
5	5					
8		8				
1			11			
9				10		
4					11	

4

－	10	16	12	19	15	11	18	14	17	13	－
5	5	11	7	14	10	6	13	9	12	8	5
8	2	8	4	11	7	3	10	6	9	5	8
1	9	15	11	18	14	10	17	13	16	12	1
9	1	7	3	10	6	2	9	5	8	4	9
4	6	12	8	15	11	7	14	10	13	9	4
0	10	16	12	19	15	11	18	14	17	13	0
6	4	10	6	13	9	5	12	8	11	7	6
2	8	14	10	17	13	9	16	12	15	11	2
7	3	9	5	12	8	4	11	7	10	6	7
3	7	13	9	16	12	8	15	11	14	10	3

かけ算用 Multiplications

1

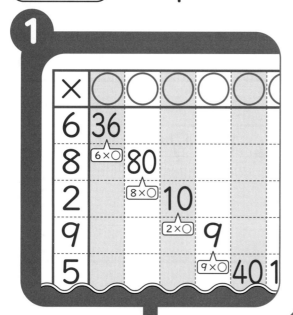

2

36÷6　80÷8　10÷2　9÷9

×	6	10	5	1	8
6	36				
8		80			
2			10		
9				9	
5					40

3

	×	⑥	⑩	⑤	①	⑧	③	⑨	②	⑦	④	×
①	6	36 →									24	6
②	8		80							56		8
③	2			10					4			2
④	9				9			81				9
⑤	5					40	15					5
⑥	3					24	9					3
⑦	7				7			63				7
⑧	1			5					2			1
⑨	10		100							70		10
⑩	4	24									16	4

4

×	6	10	5	1	8	3	9	2	7	4	×
6	36	60	30	6	48	18	54	12	42	24	6
8	48	80	40	8	64	24	72	16	56	32	8
2	12	20	10	2	16	6	18	4	14	8	2
9	54	90	45	9	72	27	81	18	63	36	9
5	30	50	25	5	40	15	45	10	35	20	5
3	18	30	15	3	24	9	27	6	21	12	3
7	42	70	35	7	56	21	63	14	49	28	7
1	6	10	5	1	8	3	9	2	7	4	1
10	60	100	50	10	80	30	90	20	70	40	10
4	24	40	20	4	32	12	36	8	28	16	4

トライ Try　プレ・マスパズル ①
Pre-Squares puzzle

+											+
3	5	8	11	6	10	4	12	7	3	9	3
5											5
6											6

+											+
7	12		13		15		14		16		7
4		6		7		5		4		8	4
9											9
2											2
8											8

点数 Score

点 points

トライ Try 100マスパズル ①
100-Squares puzzle

+											+
4	10										4
2		6									2
8			8								8
1				3							1
7					15						7
5						10					5
3							6				3
9								18			9
0									1		0
6										13	6

点数 Score

点 points

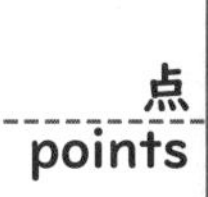

トライ Try　プレ・マスパズル ②
Pre-Squares puzzle

−											−
2	15	8	13	10	17	12	9	16	11	14	2
6											6
3											3

−											−
4	9		14		13		15		12		4
7		8		4		7		5		3	7
1											1
9											9
5											5

点数 Score

点 points

トライ Try 100マスパズル ②

100-Squares puzzle

−											−
5	5										5
8		8									8
1			11								1
9				10							9
4					11						4
0						11					0
6							12				6
2								12			2
7									10		7
3										10	3

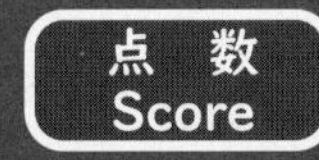

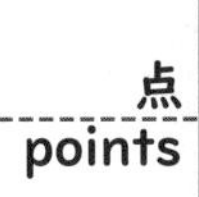

トライ Try　プレ・マスパズル ③
Pre-Squares puzzle

×											×
5	50	30	20	45	15	35	25	5	40	10	5
8											8
3											3

×											×
9	63		9		72		54		81		9
2		10		20		6		4		8	2
7											7
4											4
6											6

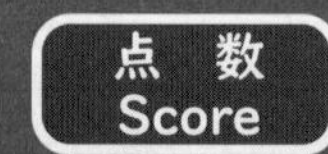

点
points

トライ Try 100マスパズル ③
100-Squares puzzle

×											×
6	36										6
8		80									8
2			10								2
9				9							9
5					40						5
3						9					3
7							63				7
1								2			1
10									70		10
4										16	4

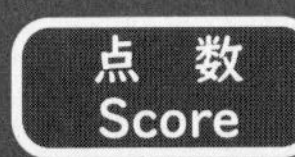

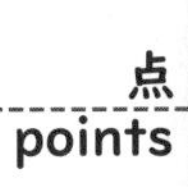

トライ Try 100マスパズル ④
100-Squares puzzle

×											×
3										24	3
7									70		7
5								25			5
1							3				1
8						56					8
4					36						4
9				9							9
2			8								2
6		36									6
10	20										10

点数 Score

点 points

トライ Try 100マスパズル ⑤

100-Squares puzzle

×											×
4	16										4
1			10								1
9					81						9
5							15				5
10									80		10
8										48	8
2								2			2
7						35					7
3				6							3
6		42									6

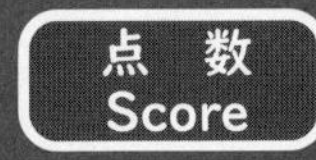

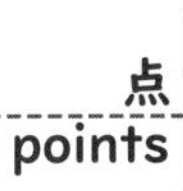

トライ
Try

100マスパズル ⑥
100-Squares puzzle

×											×
8	24										8
3										30	3
5			10								5
4								28			4
9					81						9
1						5					1
6							6				6
10				40							10
7									42		7
2		16									2

点数
Score

点
points

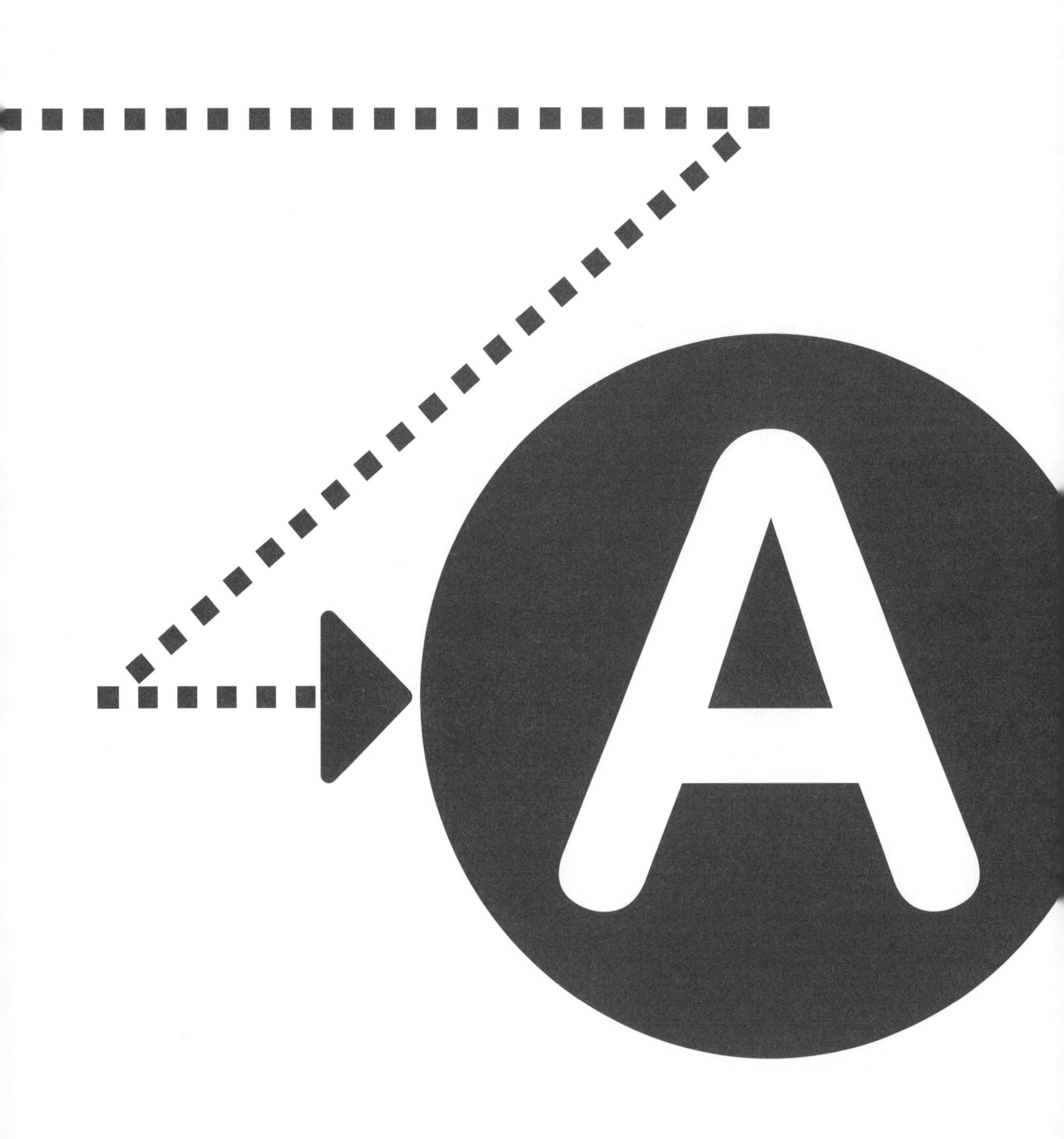
A

【P12】

25マスアニマル ①
25-Squares animals

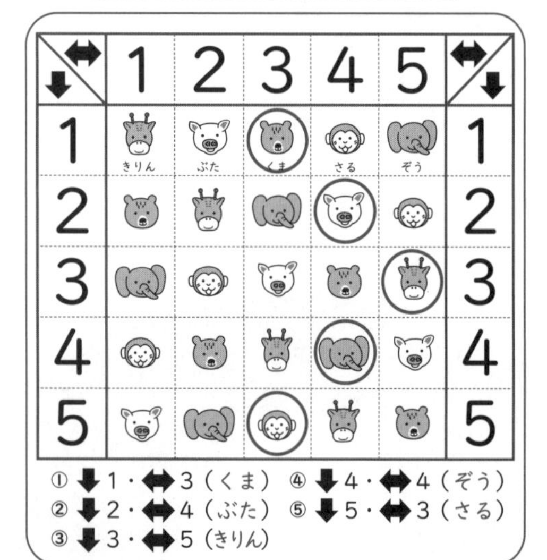

① ⬇1・⬌3（くま） ④ ⬇4・⬌4（ぞう）
② ⬇2・⬌4（ぶた） ⑤ ⬇5・⬌3（さる）
③ ⬇3・⬌5（きりん）

【P13】

25マスアニマル ②
25-Squares animals

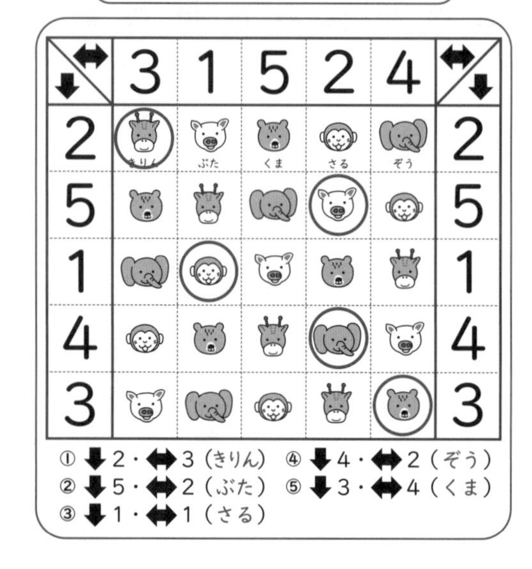

① ⬇2・⬌3（きりん） ④ ⬇4・⬌2（ぞう）
② ⬇5・⬌2（ぶた） ⑤ ⬇3・⬌4（くま）
③ ⬇1・⬌1（さる）

【P14】

25マス図形 ①
25-Squares shapes

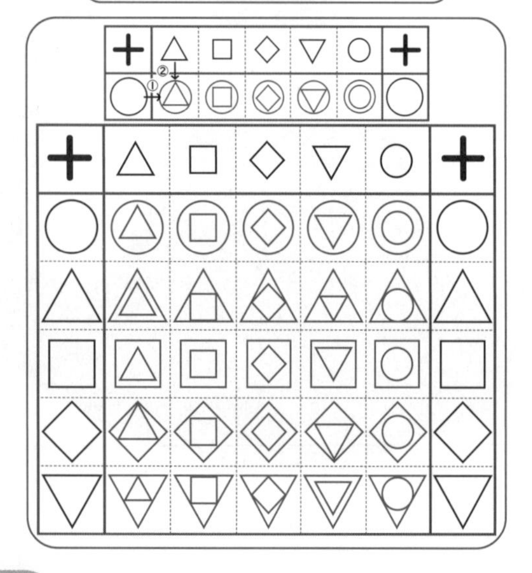

【P15】

25マス図形 ②
25-Squares shapes

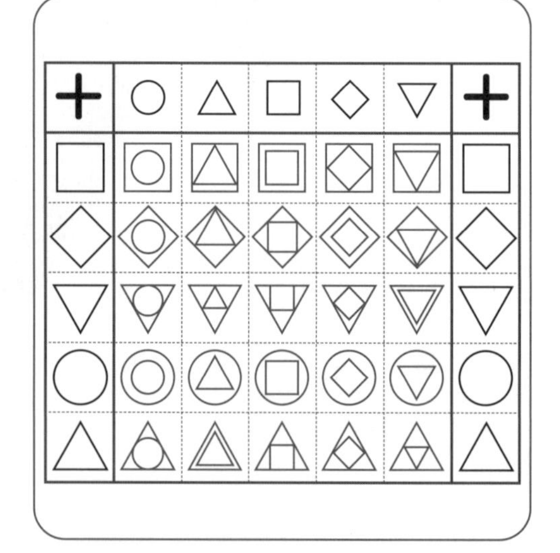

【P18】

たし算力チェック ①
Addition ability check

① 1＋1＝2
② 2＋5＝7
③ 3＋6＝9
④ 4＋2＝6
⑤ 5＋3＝8
⑥ 6＋0＝6
⑦ 7＋1＝8
⑧ 8＋2＝10
⑨ 9＋1＝10
⑩ 0＋9＝9
⑪ 6＋9＝15
⑫ 3＋4＝7
⑬ 8＋7＝15
⑭ 4＋7＝11
⑮ 0＋5＝5
⑯ 2＋2＝4
⑰ 6＋7＝13
⑱ 1＋4＝5
⑲ 7＋6＝13
⑳ 3＋8＝11
㉑ 9＋4＝13
㉒ 5＋8＝13
㉓ 0＋2＝2
㉔ 8＋9＝17
㉕ 4＋0＝4
㉖ 7＋8＝15
㉗ 5＋1＝6
㉘ 2＋7＝9
㉙ 7＋3＝10
㉚ 0＋7＝7
㉛ 3＋1＝4
㉜ 9＋6＝15
㉝ 6＋5＝11
㉞ 8＋0＝8
㉟ 1＋8＝9
㊱ 4＋9＝13
㊲ 5＋6＝11
㊳ 2＋0＝2
㊴ 9＋8＝17
㊵ 0＋0＝0
㊶ 3＋3＝6
㊷ 5＋4＝9
㊸ 8＋2＝10
㊹ 1＋6＝7
㊺ 9＋3＝12
㊻ 4＋5＝9
㊼ 6＋2＝8
㊽ 2＋9＝11
㊾ 7＋4＝11
㊿ 1＋3＝4

【P19】

たし算力チェック ②
Addition ability check

① 1＋9＝10
② 2＋6＝8
③ 3＋5＝8
④ 4＋4＝8
⑤ 5＋6＝11
⑥ 6＋3＝9
⑦ 7＋9＝16
⑧ 8＋4＝12
⑨ 9＋9＝18
⑩ 0＋1＝1
⑪ 6＋1＝7
⑫ 3＋2＝5
⑬ 8＋8＝16
⑭ 4＋8＝12
⑮ 0＋6＝6
⑯ 2＋4＝6
⑰ 6＋8＝14
⑱ 1＋2＝3
⑲ 7＋5＝12
⑳ 3＋7＝10
㉑ 9＋2＝11
㉒ 5＋7＝12
㉓ 0＋4＝4
㉔ 8＋1＝9
㉕ 4＋3＝7
㉖ 7＋7＝14
㉗ 5＋9＝14
㉘ 2＋8＝10
㉙ 7＋0＝7
㉚ 0＋8＝8
㉛ 3＋9＝12
㉜ 9＋5＝14
㉝ 6＋6＝12
㉞ 8＋3＝11
㉟ 1＋7＝8
㊱ 4＋1＝5
㊲ 5＋5＝10
㊳ 2＋3＝5
㊴ 9＋7＝16
㊵ 0＋3＝3
㊶ 3＋0＝3
㊷ 5＋2＝7
㊸ 8＋4＝12
㊹ 1＋5＝6
㊺ 9＋0＝9
㊻ 4＋6＝10
㊼ 6＋4＝10
㊽ 2＋1＝3
㊾ 7＋2＝9
㊿ 1＋0＝1

【P20】

プレ・マスたし算 ①
Pre-Squares addition

＋	2	5	8	3	7	1	9	4	0	6	＋
3	5	8	11	6	10	4	12	7	3	9	3
5	7	10	13	8	12	6	14	9	5	11	5
6	8	11	14	9	13	7	15	10	6	12	6

＋	2	5	8	3	7	1	9	4	0	6	＋
7	9	12	15	10	14	8	16	11	7	13	7
1	3	6	9	4	8	2	10	5	1	7	1
4	6	9	12	7	11	5	13	8	4	10	4
2	4	7	10	5	9	3	11	6	2	8	2
8	10	13	16	11	15	9	17	12	8	14	8

【P21】

プレ・マスたし算 ②
Pre-Squares addition

＋	5	2	6	4	9	0	7	3	8	1	＋
2	7	4	8	6	11	2	9	5	10	3	2
8	13	10	14	12	17	8	15	11	16	9	8
5	10	7	11	9	14	5	12	8	13	6	5

＋	5	2	6	4	9	0	7	3	8	1	＋
9	14	11	15	13	18	9	16	12	17	10	9
4	9	6	10	8	13	4	11	7	12	5	4
7	12	9	13	11	16	7	14	10	15	8	7
3	8	5	9	7	12	3	10	6	11	4	3
6	11	8	12	10	15	6	13	9	14	7	6

【P22・P28・P36・P42】

100マスたし算 ①
100-Squares addition

+	3	5	7	0	4	8	1	9	6	2	+
8	11	13	15	8	12	16	9	17	14	10	8
5	8	10	12	5	9	13	6	14	11	7	5
1	4	6	8	1	5	9	2	10	7	3	1
7	10	12	14	7	11	15	8	16	13	9	7
9	12	14	16	9	13	17	10	18	15	11	9
4	7	9	11	4	8	12	5	13	10	6	4
2	5	7	9	2	6	10	3	11	8	4	2
6	9	11	13	6	10	14	7	15	12	8	6
0	3	5	7	0	4	8	1	9	6	2	0
3	6	8	10	3	7	11	4	12	9	5	3

【P23・P29・P37・P43】

100マスたし算 ②
100-Squares addition

+	4	7	6	1	9	2	8	0	3	5	+
5	9	12	11	6	14	7	13	5	8	10	5
0	4	7	6	1	9	2	8	0	3	5	0
3	7	10	9	4	12	5	11	3	6	8	3
7	11	14	13	8	16	9	15	7	10	12	7
4	8	11	10	5	13	6	12	4	7	9	4
2	6	9	8	3	11	4	10	2	5	7	2
8	12	15	14	9	17	10	16	8	11	13	8
6	10	13	12	7	15	8	14	6	9	11	6
1	5	8	7	2	10	3	9	1	4	6	1
9	13	16	15	10	18	11	17	9	12	14	9

【P24・P30・P38・P44】

100マスたし算 ③
100-Squares addition

+	5	1	6	3	7	4	9	2	0	8	+
3	8	4	9	6	10	7	12	5	3	11	3
9	14	10	15	12	16	13	18	11	9	17	9
2	7	3	8	5	9	6	11	4	2	10	2
7	12	8	13	10	14	11	16	9	7	15	7
5	10	6	11	8	12	9	14	7	5	13	5
0	5	1	6	3	7	4	9	2	0	8	0
6	11	7	12	9	13	10	15	8	6	14	6
4	9	5	10	7	11	8	13	6	4	12	4
8	13	9	14	11	15	12	17	10	8	16	8
1	6	2	7	4	8	5	10	3	1	9	1

【P25・P31・P39・P45】

100マスたし算 ④
100-Squares addition

+	6	2	9	0	3	8	4	1	5	7	+
6	12	8	15	6	9	14	10	7	11	13	6
0	6	2	9	0	3	8	4	1	5	7	0
7	13	9	16	7	10	15	11	8	12	14	7
1	7	3	10	1	4	9	5	2	6	8	1
2	8	4	11	2	5	10	6	3	7	9	2
9	15	11	18	9	12	17	13	10	14	16	9
4	10	6	13	4	7	12	8	5	9	11	4
5	11	7	14	5	8	13	9	6	10	12	5
3	9	5	12	3	6	11	7	4	8	10	3
8	14	10	17	8	11	16	12	9	13	15	8

【P26・P32・P40・P46】

100マスたし算 ⑤
100-Squares addition

+	7	3	4	8	1	2	6	9	0	5	+
4	11	7	8	12	5	6	10	13	4	9	4
7	14	10	11	15	8	9	13	16	7	12	7
5	12	8	9	13	6	7	11	14	5	10	5
1	8	4	5	9	2	3	7	10	1	6	1
8	15	11	12	16	9	10	14	17	8	13	8
3	10	6	7	11	4	5	9	12	3	8	3
0	7	3	4	8	1	2	6	9	0	5	0
6	13	9	10	14	7	8	12	15	6	11	6
9	16	12	13	17	10	11	15	18	9	14	9
2	9	5	6	10	3	4	8	11	2	7	2

【P27・P33・P41・P47】

100マスたし算 ⑥
100-Squares addition

+	8	0	3	6	5	2	9	4	1	7	+
7	15	7	10	13	12	9	16	11	8	14	7
3	11	3	6	9	8	5	12	7	4	10	3
8	16	8	11	14	13	10	17	12	9	15	8
4	12	4	7	10	9	6	13	8	5	11	4
2	10	2	5	8	7	4	11	6	3	9	2
9	17	9	12	15	14	11	18	13	10	16	9
0	8	0	3	6	5	2	9	4	1	7	0
1	9	1	4	7	6	3	10	5	2	8	1
5	13	5	8	11	10	7	14	9	6	12	5
6	14	6	9	12	11	8	15	10	7	13	6

【P34】

絵になる100マス ①
100-Squares to be a picture

+	2	9	0	3	8	4	6	1	7	5	+
6	8	15	6	9	14	10	12	7	13	11	6
1	3	10	1	4	9	5	7	2	8	6	1
7	9	16	7	10	15	11	13	8	14	12	7
4	6	13	4	7	12	8	10	5	11	9	4
5	7	14	5	8	13	9	11	6	12	10	5
2	4	11	2	5	10	6	8	3	9	7	2
8	10	17	8	11	16	12	14	9	15	13	8
3	5	12	3	6	11	7	9	4	10	8	3
0	2	9	0	3	8	4	6	1	7	5	0
9	11	18	9	12	17	13	15	10	16	14	9

〔モナリザ（!?）〕

【P35】

絵になる100マス ②
100-Squares to be a picture

+	9	3	5	0	8	2	6	1	7	4	+
1	10	4	6	1	9	3	7	2	8	5	1
9	18	12	14	9	17	11	15	10	16	13	9
4	13	7	9	4	12	6	10	5	11	8	4
3	12	6	8	3	11	5	9	4	10	7	3
8	17	11	13	8	16	10	14	9	15	12	8
0	9	3	5	0	8	2	6	1	7	4	0
7	16	10	12	7	15	9	13	8	14	11	7
5	14	8	10	5	13	7	11	6	12	9	5
2	11	5	7	2	10	4	8	3	9	6	2
6	15	9	11	6	14	8	12	7	13	10	6

〔蚊（か）の頭〕

※【P48のたし算力テストの答えは、P138にあります】

【P50】

ひき算力チェック ①
Subtraction ability check

① 11−1=10	⑭ 14−7=7	㉗ 15−1=14	㊵ 20−0=20
② 12−5=7	⑮ 20−5=15	㉘ 12−7=5	㊶ 13−3=10
③ 13−6=7	⑯ 12−2=10	㉙ 17−3=14	㊷ 15−4=11
④ 14−2=12	⑰ 16−7=9	㉚ 20−7=13	㊸ 18−2=16
⑤ 15−3=12	⑱ 11−4=7	㉛ 13−1=12	㊹ 11−6=5
⑥ 16−0=16	⑲ 17−6=11	㉜ 19−6=13	㊺ 19−3=16
⑦ 17−1=16	⑳ 13−8=5	㉝ 16−5=11	㊻ 14−5=9
⑧ 18−2=16	㉑ 19−4=15	㉞ 18−0=18	㊼ 16−2=14
⑨ 19−1=18	㉒ 15−8=7	㉟ 11−8=3	㊽ 12−9=3
⑩ 20−9=11	㉓ 20−2=18	㊱ 14−9=5	㊾ 17−4=13
⑪ 16−9=7	㉔ 18−9=9	㊲ 15−6=9	㊿ 11−3=8
⑫ 13−4=9	㉕ 14−0=14	㊳ 12−0=12	
⑬ 18−7=11	㉖ 17−8=9	㊴ 19−8=11	

【P51】

ひき算力チェック ②
Subtraction ability check

① 11−9=2	⑭ 14−8=6	㉗ 15−9=6	㊵ 20−3=17
② 12−6=6	⑮ 20−6=14	㉘ 12−8=4	㊶ 13−0=13
③ 13−5=8	⑯ 12−4=8	㉙ 17−0=17	㊷ 15−2=13
④ 14−4=10	⑰ 16−8=8	㉚ 20−8=12	㊸ 18−4=14
⑤ 15−6=9	⑱ 11−2=9	㉛ 13−9=4	㊹ 11−5=6
⑥ 16−3=13	⑲ 17−5=12	㉜ 19−5=14	㊺ 19−0=19
⑦ 17−9=8	⑳ 13−7=6	㉝ 16−6=10	㊻ 14−6=8
⑧ 18−4=14	㉑ 19−2=17	㉞ 18−3=15	㊼ 16−4=12
⑨ 19−9=10	㉒ 15−7=8	㉟ 11−7=4	㊽ 12−1=11
⑩ 20−1=19	㉓ 20−4=16	㊱ 14−1=13	㊾ 17−2=15
⑪ 16−1=15	㉔ 18−1=17	㊲ 15−5=10	㊿ 11−0=11
⑫ 13−2=11	㉕ 14−3=11	㊳ 12−3=9	
⑬ 18−8=10	㉖ 17−7=10	㊴ 19−7=12	

【P52】

プレ・マスひき算 ①
Pre-Squares subtraction

−	11	16	13	19	10	15	18	12	17	14	−
3	8	13	10	16	7	12	15	9	14	11	3
6	5	10	7	13	4	9	12	6	11	8	6
2	9	14	11	17	8	13	16	10	15	12	2

−	11	16	13	19	10	15	18	12	17	14	−
1	10	15	12	18	9	14	17	11	16	13	1
7	4	9	6	12	3	8	11	5	10	7	7
4	7	12	9	15	6	11	14	8	13	10	4
5	6	11	8	14	5	10	13	7	12	9	5
9	2	7	4	10	1	6	9	3	8	5	9

【P53】

プレ・マスひき算 ②
Pre-Squares subtraction

−	15	18	10	17	13	19	11	14	12	16	−
8	7	10	2	9	5	11	3	6	4	8	8
6	9	12	4	11	7	13	5	8	6	10	6
4	11	14	6	13	9	15	7	10	8	12	4

−	15	18	10	17	13	19	11	14	12	16	−
9	6	9	1	8	4	10	2	5	3	7	9
5	10	13	5	12	8	14	6	9	7	11	5
3	12	15	7	14	10	16	8	11	9	13	3
7	8	11	3	10	6	12	4	7	5	9	7
1	14	17	9	16	12	18	10	13	11	15	1

【P54・P60・P68・P74】

100マスひき算 ①
100-Squares subtraction

−	13	16	10	19	14	18	12	17	15	11	−
5	8	11	5	14	9	13	7	12	10	6	5
8	5	8	2	11	6	10	4	9	7	3	8
3	10	13	7	16	11	15	9	14	12	8	3
9	4	7	1	10	5	9	3	8	6	2	9
1	12	15	9	18	13	17	11	16	14	10	1
4	9	12	6	15	10	14	8	13	11	7	4
6	7	10	4	13	8	12	6	11	9	5	6
2	11	14	8	17	12	16	10	15	13	9	2
0	13	16	10	19	14	18	12	17	15	11	0
7	6	9	3	12	7	11	5	10	8	4	7

【P55・P61・P69・P75】

100マスひき算 ②
100-Squares subtraction

−	14	19	12	18	10	17	15	11	16	13	−
4	10	15	8	14	6	13	11	7	12	9	4
7	7	12	5	11	3	10	8	4	9	6	7
1	13	18	11	17	9	16	14	10	15	12	1
6	8	13	6	12	4	11	9	5	10	7	6
9	5	10	3	9	1	8	6	2	7	4	9
3	11	16	9	15	7	14	12	8	13	10	3
8	6	11	4	10	2	9	7	3	8	5	8
0	14	19	12	18	10	17	15	11	16	13	0
5	9	14	7	13	5	12	10	6	11	8	5
2	12	17	10	16	8	15	13	9	14	11	2

【P56・P62・P70・P76】

100マスひき算 ③
100-Squares subtraction

−	15	16	14	11	19	17	12	18	13	10	−
2	13	14	12	9	17	15	10	16	11	8	2
9	6	7	5	2	10	8	3	9	4	1	9
4	11	12	10	7	15	13	8	14	9	6	4
0	15	16	14	11	19	17	12	18	13	10	0
3	12	13	11	8	16	14	9	15	10	7	3
8	7	8	6	3	11	9	4	10	5	2	8
5	10	11	9	6	14	12	7	13	8	5	5
1	14	15	13	10	18	16	11	17	12	9	1
7	8	9	7	4	12	10	5	11	6	3	7
6	9	10	8	5	13	11	6	12	7	4	6

【P57・P63・P71・P77】

100マスひき算 ④
100-Squares subtraction

−	16	13	18	15	11	19	14	12	17	10	−
9	7	4	9	6	2	10	5	3	8	1	9
6	10	7	12	9	5	13	8	6	11	4	6
1	15	12	17	14	10	18	13	11	16	9	1
5	11	8	13	10	6	14	9	7	12	5	5
0	16	13	18	15	11	19	14	12	17	10	0
2	14	11	16	13	9	17	12	10	15	8	2
8	8	5	10	7	3	11	6	4	9	2	8
4	12	9	14	11	7	15	10	8	13	6	4
7	9	6	11	8	4	12	7	5	10	3	7
3	13	10	15	12	8	16	11	9	14	7	3

【P58・P64・P72・P78】

100マスひき算 ⑤
100-Squares subtraction

−	17	13	19	11	16	12	15	10	18	14	−
3	14	10	16	8	13	9	12	7	15	11	3
6	11	7	13	5	10	6	9	4	12	8	6
1	16	12	18	10	15	11	14	9	17	13	1
9	8	4	10	2	7	3	6	1	9	5	9
5	12	8	14	6	11	7	10	5	13	9	5
2	15	11	17	9	14	10	13	8	16	12	2
0	17	13	19	11	16	12	15	10	18	14	0
7	10	6	12	4	9	5	8	3	11	7	7
4	13	9	15	7	12	8	11	6	14	10	4
8	9	5	11	3	8	4	7	2	10	6	8

【P59・P65・P73・P79】

100マスひき算 ⑥
100-Squares subtraction

−	18	14	17	11	16	12	19	10	15	13	−
6	12	8	11	5	10	6	13	4	9	7	6
7	11	7	10	4	9	5	12	3	8	6	7
4	14	10	13	7	12	8	15	6	11	9	4
1	17	13	16	10	15	11	18	9	14	12	1
0	18	14	17	11	16	12	19	10	15	13	0
5	13	9	12	6	11	7	14	5	10	8	5
2	16	12	15	9	14	10	17	8	13	11	2
8	10	6	9	3	8	4	11	2	7	5	8
3	15	11	14	8	13	9	16	7	12	10	3
9	9	5	8	2	7	3	10	1	6	4	9

【P66】

絵になる100マス ③
100-Squares to be a picture

−	12	19	14	18	10	17	15	11	16	13	−
1	11	18	13	17	9	16	14	10	15	12	1
4	8	15	10	14	6	13	11	7	12	9	4
0	12	19	14	18	10	17	15	11	16	13	0
7	5	12	7	11	3	10	8	4	9	6	7
3	9	16	11	15	7	14	12	8	13	10	3
8	4	11	6	10	2	9	7	3	8	5	8
5	7	14	9	13	5	12	10	6	11	8	5
2	10	17	12	16	8	15	13	9	14	11	2
9	3	10	5	9	1	8	6	2	7	4	9
6	6	13	8	12	4	11	9	5	10	7	6

〔真珠(しんじゅ)の耳飾(みみかざ)り（!?)〕

【P67】

絵になる100マス ④
100-Squares to be a picture

−	19	13	17	11	15	12	18	10	14	16	−
4	15	9	13	7	11	8	14	6	10	12	4
6	13	7	11	5	9	6	12	4	8	10	6
0	19	13	17	11	15	12	18	10	14	16	0
2	17	11	15	9	13	10	16	8	12	14	2
8	11	5	9	3	7	4	10	2	6	8	8
1	18	12	16	10	14	11	17	9	13	15	1
7	12	6	10	4	8	5	11	3	7	9	7
3	16	10	14	8	12	9	15	7	11	13	3
9	10	4	8	2	6	3	9	1	5	7	9
5	14	8	12	6	10	7	13	5	9	11	5

〔かぼちゃのオバケ〕

※【P80のひき算力テストの答えは、P138にあります】

【P82】

かけ算力チェック ①
Multiplication ability check

① 1×1＝1	⑭ 4×7＝28	㉗ 5×1＝5	㊵ 0×0＝0
② 2×5＝10	⑮ 0×5＝0	㉘ 2×7＝14	㊶ 3×3＝9
③ 3×6＝18	⑯ 2×2＝4	㉙ 7×3＝21	㊷ 5×4＝20
④ 4×2＝8	⑰ 6×7＝42	㉚ 0×7＝0	㊸ 8×2＝16
⑤ 5×3＝15	⑱ 1×4＝4	㉛ 3×1＝3	㊹ 1×6＝6
⑥ 6×0＝0	⑲ 7×6＝42	㉜ 9×6＝54	㊺ 9×3＝27
⑦ 7×1＝7	⑳ 3×8＝24	㉝ 6×5＝30	㊻ 4×5＝20
⑧ 8×2＝16	㉑ 9×4＝36	㉞ 8×0＝0	㊼ 6×2＝12
⑨ 9×1＝9	㉒ 5×8＝40	㉟ 1×8＝8	㊽ 2×9＝18
⑩ 0×9＝0	㉓ 0×2＝0	㊱ 4×9＝36	㊾ 7×4＝28
⑪ 6×9＝54	㉔ 8×9＝72	㊲ 5×6＝30	㊿ 1×3＝3
⑫ 3×4＝12	㉕ 4×0＝0	㊳ 2×0＝0	
⑬ 8×7＝56	㉖ 7×8＝56	㊴ 9×8＝72	

【P83】

かけ算力チェック ②
Multiplication ability check

① 1×9＝9	⑭ 4×8＝32	㉗ 5×9＝45	㊵ 0×3＝0
② 2×6＝12	⑮ 0×6＝0	㉘ 2×8＝16	㊶ 3×0＝0
③ 3×5＝15	⑯ 2×4＝8	㉙ 7×0＝0	㊷ 5×2＝10
④ 4×4＝16	⑰ 6×8＝48	㉚ 0×8＝0	㊸ 8×4＝32
⑤ 5×6＝30	⑱ 1×2＝2	㉛ 3×9＝27	㊹ 1×5＝5
⑥ 6×3＝18	⑲ 7×5＝35	㉜ 9×5＝45	㊺ 9×0＝0
⑦ 7×9＝63	⑳ 3×7＝21	㉝ 6×6＝36	㊻ 4×6＝24
⑧ 8×4＝32	㉑ 9×2＝18	㉞ 8×3＝24	㊼ 6×4＝24
⑨ 9×9＝81	㉒ 5×7＝35	㉟ 1×7＝7	㊽ 2×1＝2
⑩ 0×1＝0	㉓ 0×4＝0	㊱ 4×1＝4	㊾ 7×2＝14
⑪ 6×1＝6	㉔ 8×1＝8	㊲ 5×5＝25	㊿ 1×0＝0
⑫ 3×2＝6	㉕ 4×3＝12	㊳ 2×3＝6	
⑬ 8×8＝64	㉖ 7×7＝49	㊴ 9×7＝63	

【P84】

プレ・マスかけ算 ①
Pre-Squares multiplication

×	2	5	8	3	7	1	9	4	0	6	×
3	6	15	24	9	21	3	27	12	0	18	3
5	10	25	40	15	35	5	45	20	0	30	5
6	12	30	48	18	42	6	54	24	0	36	6

×	2	5	8	3	7	1	9	4	0	6	×
7	14	35	56	21	49	7	63	28	0	42	7
1	2	5	8	3	7	1	9	4	0	6	1
4	8	20	32	12	28	4	36	16	0	24	4
2	4	10	16	6	14	2	18	8	0	12	2
8	16	40	64	24	56	8	72	32	0	48	8

【P85】

プレ・マスかけ算 ②
Pre-Squares multiplication

×	5	2	6	4	9	0	7	3	8	1	×
2	10	4	12	8	18	0	14	6	16	2	2
8	40	16	48	32	72	0	56	24	64	8	8
5	25	10	30	20	45	0	35	15	40	5	5

×	5	2	6	4	9	0	7	3	8	1	×
9	45	18	54	36	81	0	63	27	72	9	9
4	20	8	24	16	36	0	28	12	32	4	4
7	35	14	42	28	63	0	49	21	56	7	7
3	15	6	18	12	27	0	21	9	24	3	3
6	30	12	36	24	54	0	42	18	48	6	6

【P86・P92・P100・P106】

100マスかけ算 ①
100-Squares multiplication

×	3	5	7	0	4	8	1	9	6	2	×
8	24	40	56	0	32	64	8	72	48	16	8
5	15	25	35	0	20	40	5	45	30	10	5
1	3	5	7	0	4	8	1	9	6	2	1
7	21	35	49	0	28	56	7	63	42	14	7
9	27	45	63	0	36	72	9	81	54	18	9
4	12	20	28	0	16	32	4	36	24	8	4
2	6	10	14	0	8	16	2	18	12	4	2
6	18	30	42	0	24	48	6	54	36	12	6
0	0	0	0	0	0	0	0	0	0	0	0
3	9	15	21	0	12	24	3	27	18	6	3

【P87・P93・P101・P107】

100マスかけ算 ②
100-Squares multiplication

×	4	8	1	9	5	0	2	6	3	7	×
3	12	24	3	27	15	0	6	18	9	21	3
8	32	64	8	72	40	0	16	48	24	56	8
6	24	48	6	54	30	0	12	36	18	42	6
2	8	16	2	18	10	0	4	12	6	14	2
5	20	40	5	45	25	0	10	30	15	35	5
7	28	56	7	63	35	0	14	42	21	49	7
1	4	8	1	9	5	0	2	6	3	7	1
4	16	32	4	36	20	0	8	24	12	28	4
9	36	72	9	81	45	0	18	54	27	63	9
0	0	0	0	0	0	0	0	0	0	0	0

【P88・P94・P102・P108】

100マスかけ算 ③
100-Squares multiplication

×	5	3	9	1	8	4	7	2	0	6	×
1	5	3	9	1	8	4	7	2	0	6	1
3	15	9	27	3	24	12	21	6	0	18	3
9	45	27	81	9	72	36	63	18	0	54	9
5	25	15	45	5	40	20	35	10	0	30	5
6	30	18	54	6	48	24	42	12	0	36	6
0	0	0	0	0	0	0	0	0	0	0	0
7	35	21	63	7	56	28	49	14	0	42	7
2	10	6	18	2	16	8	14	4	0	12	2
8	40	24	72	8	64	32	56	16	0	48	8
4	20	12	36	4	32	16	28	8	0	24	4

【P89・P95・P103・P109】

100マスかけ算 ④
100-Squares multiplication

×	6	0	2	7	3	5	1	8	4	9	×
7	42	0	14	49	21	35	7	56	28	63	7
1	6	0	2	7	3	5	1	8	4	9	1
6	36	0	12	42	18	30	6	48	24	54	6
2	12	0	4	14	6	10	2	16	8	18	2
9	54	0	18	63	27	45	9	72	36	81	9
5	30	0	10	35	15	25	5	40	20	45	5
0	0	0	0	0	0	0	0	0	0	0	0
8	48	0	16	56	24	40	8	64	32	72	8
3	18	0	6	21	9	15	3	24	12	27	3
4	24	0	8	28	12	20	4	32	16	36	4

【P90・P96・P104・P110】

100マスかけ算 ⑤
100-Squares multiplication

×	7	3	0	8	1	4	6	2	9	5	×
4	28	12	0	32	4	16	24	8	36	20	4
3	21	9	0	24	3	12	18	6	27	15	3
9	63	27	0	72	9	36	54	18	81	45	9
0	0	0	0	0	0	0	0	0	0	0	0
5	35	15	0	40	5	20	30	10	45	25	5
8	56	24	0	64	8	32	48	16	72	40	8
6	42	18	0	48	6	24	36	12	54	30	6
1	7	3	0	8	1	4	6	2	9	5	1
7	49	21	0	56	7	28	42	14	63	35	7
2	14	6	0	16	2	8	12	4	18	10	2

【P91・P97・P105・P111】

100マスかけ算 ⑥
100-Squares multiplication

×	8	5	0	2	7	4	9	3	6	1	×
6	48	30	0	12	42	24	54	18	36	6	6
3	24	15	0	6	21	12	27	9	18	3	3
7	56	35	0	14	49	28	63	21	42	7	7
1	8	5	0	2	7	4	9	3	6	1	1
8	64	40	0	16	56	32	72	24	48	8	8
0	0	0	0	0	0	0	0	0	0	0	0
5	40	25	0	10	35	20	45	15	30	5	5
4	32	20	0	8	28	16	36	12	24	4	4
2	16	10	0	4	14	8	18	6	12	2	2
9	72	45	0	18	63	36	81	27	54	9	9

【P98】

絵になる100マス ⑤
100-Squares to be a picture

×	1	5	9	3	7	4	8	2	6	10	×
5	5	25	45	15	35	20	40	10	30	50	5
7	7	35	63	21	49	28	56	14	42	70	7
3	3	15	27	9	21	12	24	6	18	30	3
9	9	45	81	27	63	36	72	18	54	90	9
2	2	10	18	6	14	8	16	4	12	20	2
8	8	40	72	24	56	32	64	16	48	80	8
4	4	20	36	12	28	16	32	8	24	40	4
1	1	5	9	3	7	4	8	2	6	10	1
10	10	50	90	30	70	40	80	20	60	100	10
6	6	30	54	18	42	24	48	12	36	60	6

〔前方後円墳（ぜんぽうこうえんふん）〕

【P99】

絵になる100マス ⑥
100-Squares to be a picture

×	9	8	1	4	5	10	2	6	3	7	×
1	9	8	1	4	5	10	2	6	3	7	1
6	54	48	6	24	30	60	12	36	18	42	6
10	90	80	10	40	50	100	20	60	30	70	10
4	36	32	4	16	20	40	8	24	12	28	4
9	81	72	9	36	45	90	18	54	27	63	9
5	45	40	5	20	25	50	10	30	15	35	5
3	27	24	3	12	15	30	6	18	9	21	3
8	72	64	8	32	40	80	16	48	24	56	8
2	18	16	2	8	10	20	4	12	6	14	2
7	63	56	7	28	35	70	14	42	21	49	7

〔「アー」と発声練習（はっせいれんしゅう）〕

※【P112のかけ算カテストの答えは、P138にあります】

【P48】

たし算力テスト
Addition ability test

+	3	5	7	0	4	8	1	9	6	2	+
8	11	13	15	8	12	16	9	17	14	10	8
5	8	10	12	5	9	13	6	14	11	7	5
1	4	6	8	1	5	9	2	10	7	3	1
7	10	12	14	7	11	15	8	16	13	9	7
9	12	14	16	9	13	17	10	18	15	11	9
4	7	9	11	4	8	12	5	13	10	6	4
2	5	7	9	2	6	10	3	11	8	4	2
6	9	11	13	6	10	14	7	15	12	8	6
0	3	5	7	0	4	8	1	9	6	2	0
3	6	8	10	3	7	11	4	12	9	5	3

【P80】

ひき算力テスト
Subtraction ability test

−	13	16	10	19	14	18	12	17	15	11	−
5	8	11	5	14	9	13	7	12	10	6	5
8	5	8	2	11	6	10	4	9	7	3	8
3	10	13	7	16	11	15	9	14	12	8	3
9	4	7	1	10	5	9	3	8	6	2	9
1	12	15	9	18	13	17	11	16	14	10	1
4	9	12	6	15	10	14	8	13	11	7	4
6	7	10	4	13	8	12	6	11	9	5	6
2	11	14	8	17	12	16	10	15	13	9	2
0	13	16	10	19	14	18	12	17	15	11	0
7	6	9	3	12	7	11	5	10	8	4	7

【P112】

かけ算力テスト
Multiplication ability test

×	3	5	7	0	4	8	1	9	6	2	×
8	24	40	56	0	32	64	8	72	48	16	8
5	15	25	35	0	20	40	5	45	30	10	5
1	3	5	7	0	4	8	1	9	6	2	1
7	21	35	49	0	28	56	7	63	42	14	7
9	27	45	63	0	36	72	9	81	54	18	9
4	12	20	28	0	16	32	4	36	24	8	4
2	6	10	14	0	8	16	2	18	12	4	2
6	18	30	42	0	24	48	6	54	36	12	6
0	0	0	0	0	0	0	0	0	0	0	0
3	9	15	21	0	12	24	3	27	18	6	3

テストがおわったら
もくじの記録を見て、
自分の成長を実感しよう！

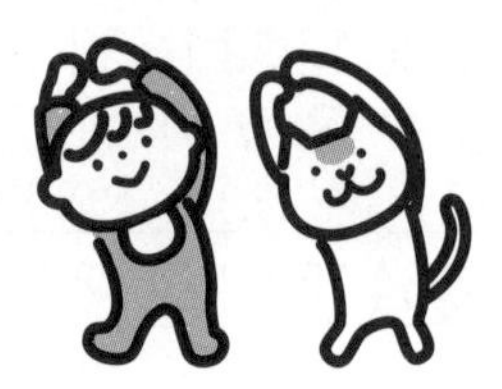

【P118】

プレ・マスパズル ①
Pre-Squares puzzle

+	2	5	8	3	7	1	9	4	0	6	+
3	5	8	11	6	10	4	12	7	3	9	3
5	7	10	13	8	12	6	14	9	5	11	5
6	8	11	14	9	13	7	15	10	6	12	6

+	5	2	6	3	8	1	7	0	9	4	+
7	12	9	13	10	15	8	14	7	16	11	7
4	9	6	10	7	12	5	11	4	13	8	4
9	14	11	15	12	17	10	16	9	18	13	9
2	7	4	8	5	10	3	9	2	11	6	2
8	13	10	14	11	16	9	15	8	17	12	8

【P119】

100マスパズル ①
100-Squares puzzle

+	6	4	0	2	8	5	3	9	1	7	+
4	10	8	4	6	12	9	7	13	5	11	4
2	8	6	2	4	10	7	5	11	3	9	2
8	14	12	8	10	16	13	11	17	9	15	8
1	7	5	1	3	9	6	4	10	2	8	1
7	13	11	7	9	15	12	10	16	8	14	7
5	11	9	5	7	13	10	8	14	6	12	5
3	9	7	3	5	11	8	6	12	4	10	3
9	15	13	9	11	17	14	12	18	10	16	9
0	6	4	0	2	8	5	3	9	1	7	0
6	12	10	6	8	14	11	9	15	7	13	6

【P120】

プレ・マスパズル ②
Pre-Squares puzzle

−	17	10	15	12	19	14	11	18	13	16	−
2	15	8	13	10	17	12	9	16	11	14	2
6	11	4	9	6	13	8	5	12	7	10	6
3	14	7	12	9	16	11	8	15	10	13	3

−	13	15	18	11	17	14	19	12	16	10	−
4	9	11	14	7	13	10	15	8	12	6	4
7	6	8	11	4	10	7	12	5	9	3	7
1	12	14	17	10	16	13	18	11	15	9	1
9	4	6	9	2	8	5	10	3	7	1	9
5	8	10	13	6	12	9	14	7	11	5	5

【P121】

100マスパズル ②
100-Squares puzzle

−	10	16	12	19	15	11	18	14	17	13	−
5	5	11	7	14	10	6	13	9	12	8	5
8	2	8	4	11	7	3	10	6	9	5	8
1	9	15	11	18	14	10	17	13	16	12	1
9	1	7	3	10	6	2	9	5	8	4	9
4	6	12	8	15	11	7	14	10	13	9	4
0	10	16	12	19	15	11	18	14	17	13	0
6	4	10	6	13	9	5	12	8	11	7	6
2	8	14	10	17	13	9	16	12	15	11	2
7	3	9	5	12	8	4	11	7	10	6	7
3	7	13	9	16	12	8	15	11	14	10	3

【P122】

プレ・マスパズル ③
Pre-Squares puzzle

×	10	6	4	9	3	7	5	1	8	2	×
5	50	30	20	45	15	35	25	5	40	10	5
8	80	48	32	72	24	56	40	8	64	16	8
3	30	18	12	27	9	21	15	3	24	6	3

×	7	5	1	10	8	3	6	2	9	4	×
9	63	45	9	90	72	27	54	18	81	36	9
2	14	10	2	20	16	6	12	4	18	8	2
7	49	35	7	70	56	21	42	14	63	28	7
4	28	20	4	40	32	12	24	8	36	16	4
6	42	30	6	60	48	18	36	12	54	24	6

【P123】

100マスパズル ③
100-Squares puzzle

×	6	10	5	1	8	3	9	2	7	4	×
6	36	60	30	6	48	18	54	12	42	24	6
8	48	80	40	8	64	24	72	16	56	32	8
2	12	20	10	2	16	6	18	4	14	8	2
9	54	90	45	9	72	27	81	18	63	36	9
5	30	50	25	5	40	15	45	10	35	20	5
3	18	30	15	3	24	9	27	6	21	12	3
7	42	70	35	7	56	21	63	14	49	28	7
1	6	10	5	1	8	3	9	2	7	4	1
10	60	100	50	10	80	30	90	20	70	40	10
4	24	40	20	4	32	12	36	8	28	16	4

【P124】

100マスパズル ④
100-Squares puzzle

×	2	6	4	1	9	7	3	5	10	8	×
3	6	18	12	3	27	21	9	15	30	24	3
7	14	42	28	7	63	49	21	35	70	56	7
5	10	30	20	5	45	35	15	25	50	40	5
1	2	6	4	1	9	7	3	5	10	8	1
8	16	48	32	8	72	56	24	40	80	64	8
4	8	24	16	4	36	28	12	20	40	32	4
9	18	54	36	9	81	63	27	45	90	72	9
2	4	12	8	2	18	14	6	10	20	16	2
6	12	36	24	6	54	42	18	30	60	48	6
10	20	60	40	10	90	70	30	50	100	80	10

【P125】

100マスパズル ⑤
100-Squares puzzle

×	4	7	10	2	9	5	3	1	8	6	×
4	16	28	40	8	36	20	12	4	32	24	4
1	4	7	10	2	9	5	3	1	8	6	1
9	36	63	90	18	81	45	27	9	72	54	9
5	20	35	50	10	45	25	15	5	40	30	5
10	40	70	100	20	90	50	30	10	80	60	10
8	32	56	80	16	72	40	24	8	64	48	8
2	8	14	20	4	18	10	6	2	16	12	2
7	28	49	70	14	63	35	21	7	56	42	7
3	12	21	30	6	27	15	9	3	24	18	3
6	24	42	60	12	54	30	18	6	48	36	6

【P126】

100マスパズル ⑥
100-Squares puzzle

×	3	8	2	4	9	5	1	7	6	10	×
8	24	64	16	32	72	40	8	56	48	80	8
3	9	24	6	12	27	15	3	21	18	30	3
5	15	40	10	20	45	25	5	35	30	50	5
4	12	32	8	16	36	20	4	28	24	40	4
9	27	72	18	36	81	45	9	63	54	90	9
1	3	8	2	4	9	5	1	7	6	10	1
6	18	48	12	24	54	30	6	42	36	60	6
10	30	80	20	40	90	50	10	70	60	100	10
7	21	56	14	28	63	35	7	49	42	70	7
2	6	16	4	8	18	10	2	14	12	20	2

エピローグ
Epilogue

「100マス計算」60余年のヒストリー

岸本裕史氏と教室の子どもたちが生み出した「100マス計算」は、計算力と集中力のアップなどが期待できる効果的な学習メソッドとして日本全国の学校で一大ブームとなりました。そして、子どもだけでなく大人にも広まり、一躍社会現象にもなったのです。

岸本氏は「学力の基礎をきたえどの子も伸ばす研究会」の代表委員や、ドラゼミ（小学館）の総監修も務め、本メソッドはさらに広がっていきました。広がるにつれ、さまざまな批判もありましたが、同研究会はその意義を説きつつ、改良すべきところは改良してきました。約20年前には岸本氏の弟子である深澤英雄氏が左利きに対応（本書採用）した形式を考案するなど、ユニバーサルデザインにも配慮された仕様も登場しました。

そして、このメソッドなどに学校全体で継続して取り組み、勤務する公立小学校の子どもたちが国公立大への進学を増やしたことで、ブームをさらに牽引したのが現在も活躍している陰山英男氏です。

本書では「100マスパズル」という100マス計算を“あなうめパズル”化した形式も収録しています。昨今問題化している“考える力”をつける一助になれば幸いです。

開発から60年以上経った今もなお全国で取り組まれているという事実が、このメソッドが優れているという何よりの証でしょう。

今だからこそ、皆さんに届けたい「100マス計算」

プロローグでも触れましたが、「100マス計算」の真髄は、計算力アップに留まらない「集中力」「粘着力（根気や継続力など）」「脳力」のアップなどです。

これらは、“こども”から“おとな”まで、全世代に必要になる“見えない学力”です。

デジタル時代を迎え、アナログ的な発想は軽んじられることが多くなりました。本メソッドもややもすればそうした批判にさらされることがあります。しかし、簡単な計算を実際に鉛筆で書いて解き、自己のスピードアップを目標とすることが、脳の前頭葉の活性化につながることが東北大学の川島隆太教授らの研究によっても実証されています。

もちろん本書も万能ではありません。本書でつけた力を「土台」に、また違ったドリルやパズルに取り組むことも推奨いたします。

世界全体で先が見えず不安の中に居る方が多いと思います。そんなとき、数分でできる「100マス計算」がそれらに負けない前向きな発想や創造をする土台の一つになれば幸いです。

学力の基礎をきたえどの子も伸ばす研究会

HPアドレス　http://gakuryoku.info/
常任委員長　岸本ひとみ
事務局　〒675-0032 加古川市加古川町備後178-1-2-102 岸本ひとみ方　☎・Fax 0794-26-5133

① めざすもの

私たちは、すべての子どもたちが、日本国憲法と子どもの権利条約の精神に基づき、確かな学力の形成を通して豊かな人格の発達が保障され、民主平和の日本の主権者として成長することを願っています。しかし、発達の基盤ともいうべき学力の基礎を鍛えられないまま落ちこぼれている子どもたちが普遍化し、「荒れ」の情況があちこちで出てきています。

私たちは、「見える学力、見えない学力」を共に養うこと、すなわち、基礎の学習をやり遂げさせることと、読書やいろいろな体験を積むことを通して、子どもたちが「自信と誇りとやる気」を持てるようになると考えています。

私たちは、人格の発達が歪められている情況の中で、それを克服し、子どもたちが豊かに成長するような実践に挑戦します。

そのために、つぎのような研究と活動を進めていきます。

① 「読み・書き・計算」を基軸とした学力の基礎をきたえる実践の創造と普及。
② 豊かで確かな学力づくりと子どもを励ます指導と評価の探究。
③ 特別な力量や経験がなくても、その気になれば「いつでも・どこでも・だれでも」ができる実践の普及。
④ 子どもの発達を軸とした父母・国民・他の民間教育団体との協力、共同。

私たちの実践が、大多数の教職員や父母・国民の方々に支持され、大きな教育運動になるよう地道な努力を継続していきます。

② 会　　員

- 本会の「めざすもの」を認め、会費を納入する人は、会員になることができる。
- 会費は、年4000円とし、7月末までに納入すること。①または②

①郵便振替　口座番号　00920-9-319769 名　　称　学力の基礎をきたえどの子も伸ばす研究会	②ゆうちょ銀行 店番099　店名〇九九店（ゼロキュウキュウ）　当座0319769

- 特典　研究会をする場合、講師派遣の補助を受けることができる。
  大会参加費の割引を受けることができる。
  学力研ニュース、研究会などの案内を無料で送付してもらうことができる。
  自分の実践を学力研ニュースなどに発表することができる。
  研究の部会を作り、会場費などの補助を受けることができる。
  地域サークルを作り、会場費の補助を受けることができる。

③ 活　　動

全国家庭塾連絡会と協力して以下の活動を行う。

- 全国大会　全国の研究、実践の交流、深化をはかる場とし、年1回開催する。通常、夏に行う。
- 地域別集会　地域の研究、実践の交流、深化をはかる場とし、年1回開催する。
- 合宿研究会　研究、実践をさらに深化するために行う。
- 地域サークル　日常の研究、実践の交流、深化の場であり、本会の基本活動である。
  可能な限り月1回の月例会を行う。
- 全国キャラバン　地域の要請に基づいて講師派遣をする。

全国家庭塾連絡会

① めざすもの

私たちは、日本国憲法と教育基本法の精神に基づき、すべての子どもたちが確かな学力と豊かな人格を身につけて、わが国の主権者として成長することを願っています。しかし、わが子も含めて、能力があるにもかかわらず、必要な学力が身につかないままになっている子どもたちがたくさんいることに心を痛めています。

私たちは学力研が追究している教育活動に学びながら、「全国家庭塾連絡会」を結成しました。

この会は、わが子に家庭学習の習慣化を促すことを主な活動内容とする家庭塾運動の交流と普及を目的としています。

私たちの試みが、多くの父母や教職員、市民の方々に支持され、地域に根ざした大きな運動になるよう学力研と連携しながら努力を継続していきます。

② 会　　員

本会の「めざすもの」を認め、会費を納入する人は会員になれる。
会費は年額1500円とし（団体加入は年額3000円）、7月末までに納入する。
会員は会報や連絡交流会の案内、学力研集会の情報などをもらえる。

事務局　〒564-0041 大阪府吹田市泉町4-29-13 影浦邦子方　☎・Fax 06-6380-0420
郵便振替　口座番号　00900-1-109969　　名称　全国家庭塾連絡会

1日×2分×3回　おとなも、こどもも1ヶ月集中

100マス計算ドリル

～100マス計算で、脳を活性化しよう！～

8歳から
世界最高齢まで

2021年8月30日　第1刷発行

監　修　学力の基礎をきたえどの子も伸ばす研究会
著　者　フォーラム・A編集部
発行者　面屋尚志
発行所　フォーラム・A
〒530-0056　大阪市北区兎我野町15-13
TEL　06(6365)5606
FAX　06(6365)5607
振替　00970-3-127184

表　紙　ウエナカデザイン事務所
本　文　くまのくうた@
印　刷　尼崎印刷株式会社
製　本　株式会社高廣製本
制作編集　田邉光喜

乱丁・落丁本は、送料小社負担にてお取り替え致します。